日本発・世界初「水素豊富水」が世界を救う

新しい水の会　主幹
医学博士　林　秀光

高木書房

まえがき

本書のタイトルを目にされた方の中には、「日本発・世界初」という枕詞を目にされて誇張ではないかとの感じを持たれた方もおられるやもしれません。ところが私の正直な考えを申し述べますと、そこには一片の嘘も誇張もないということになります。

このことは、本書を最後までお読みになれば自然にご納得いただけるものと存じます。

さて、「水素豊富水」という言葉が日本さらには世界に初めて登場したのはわずか十数年前のことに過ぎません。

この言葉の生みの親は、申すまでもなくこの私、林秀光であります。

言うまでもないことですが、水素を豊富に含んだ水など原則としてこの地球上には存在し得ないといえます。と申しますのも、水素という元素は宇宙で最も小さく最も軽い元素だからです。そのため、たとえ水素を豊富に含む水を作ったとしても、水素は分単位で速やかに放散して抜けてしまうことになるからです。

ところで、ここで私は次のような疑問を抱くようになったのです。

それは、生物がガンをはじめ様々な病気に冒されるのも、ひょっとするとその最大の原因は私たちが普段生存を委ねている「水」にあるのではないだろうか。

つまり私たちが生存を委ねている水の中には水素が殆ど含まれていないという事実にあるのではないか、という疑問です。

だとすると、普段私たちが依存している水を水素の抜け去ってしまった通常の水から、「水素を豊富に含む水」に取り換えてやれば病状も改善しより早く快方に向かうのではないか、という自問自答です。

いま述べたような自問自答を過去二七年間にわたり私は繰り返して参りました。このような自問自答を四半世紀にわたり繰り返したという点においては私の右に出る者は世界を見渡してみても一人もいないといっても過言ではないでしょう。

では、なぜ私が水の中に含まれている水素量（溶存水素量といいます）に着目したかと申しますと、その最大の根拠は私たちが毎日生活している地球環境の特徴にあります。

言うまでもないことですが、地球上の動物も植物も鉱物も空気に包まれた状態で生存していますがその空気中の約二割は酸素によって占められております。言い換えますと地上の全ては酸素によって覆われて存在しています。地上に転がっている鉄は容易に赤錆に覆われますし、神社仏閣の銅屋根も遅かれ早かれ緑青に覆われることになります。

これと同じように、私たち人間の体表面も四六時中「酸素」に覆われて生きています。

分かりやすい例でいいますと、たとえ絶世の美女といえども四〇歳さらには五〇歳を超えるころになりますと、お顔のシミやシワで悩むことになります。美人を悩ませるシミやシワの最大の原因は空気中の二割を占める酸素にあるというわけです。

納得できないという人は私の言う「水素豊富水」でほんの数日間洗顔してみてください。私の言葉の意味をはっきりと理解なさるはずです。

なお、本書の中で私が展開する理論についてもだれでも容易にその真偽の程を速やかに確認することができるはずです。

自分の実際体験として確かめることができることはそのまま素直に理解できることになります。

さて、先程は美人の悩みの種であるお顔のシミやシワについて説明しましたが、この経験的事実を他の病気にも当てはめて考えてみるとどうなるでしょうか。

つまり、ガンや糖尿病も肝硬変や痛風も、その他胃・十二指腸潰瘍、リウマチなども先程述べましたように空気中の二割を占める酸素にその原因があるのではないかと私は考えてみたのです。

二〇〇八年十二月に上梓した拙著『Dr. 林の　これが正真正銘の水素豊富水だ!!』の第二章には、「万病の原因は酸素である」と明記しております。

活性酸素というのは、私たちが普段呼吸によって取り入れている通常の酸素に比べて特に酸化作用の激しい酸素のことを指しますが、活性酸素といえども酸素の一種であることに変わりありませんから、「万病の原因は酸素である」という私の表現は決して理論的におかしいことにはなりません。

詳しくは本書の中でお読みいただくとして、ここでは次のように簡単に覚えていただければ充分だと考えます。

一．病の原因は、酸素（活性酸素）である。

二．したがって、酸素の過剰な作用を制御することができれば万病の発生を抑制できるはずである。

三．ところで酸素の働きに対抗する理論的に最も正しい対策は水素であるということができる。

四．したがって私たちにとっての最優先事は「水素を豊富に含む水」を用意し飲用並びに外用に使うことである。

本書で展開する「水素豊富水」についての国民的な議論が必要ではないかと考え、私は本書を世に問うことにした次第であります。

二〇一一年七月吉日

新しい水の会 主幹　医学博士　林 秀光

日本発・世界初「水素豊富水」が世界を救う

―目　次―

目次

第二章　人類をしばる七のマインドコントロール

プロローグ

たった一つの鍵

「あらゆる病気には、たった一つの鍵となる機序（キイ・メカニズム）がある。もし、それを見つけ出し研究することができれば、私たちは病気というものを制御（コントロール）できるようになるのだ。……」

右の言葉は、世界最大のがんセンターといわれるアメリカのスロウン・ケタリングがんセンターの院長を務めたルイス・トーマス博士の言葉です。

私がこの言葉を目にしたのは三十五年近くも前のことですが、大きな感銘を受けたためその一節をそのまま記憶していたというわけですが、同時に博士の言う「たった一つの鍵」を見つけだすことができないものかな……やはり夢だろうな、と考えておりました。

一方、ふとした機会から始まった私の「水行脚」も今年ですでに二十七年目に入りました。その間数多くの壁にぶつかってきたわけですが、それら試行錯誤を繰り返す中でふと頭に浮かびどうしても消えない概念があります。その概念とは実は「水素」なのです。

つまり、トーマス博士が予見した「たった一つの鍵」とは「水素」ではなかろうか？……との考えが十六年前に浮んで以来今日まで払拭できないでいるというわけです。

具体的に説明しますと、次のようになります。

一、私たちが病気に追い込まれる場合、その最大の原因となるのは「水素の抜けた水」に依存して生きているという事実にあるのではないのか……という推測です。

二、換言しますと、私たちが普段飲んでいる「水素の抜けた水」を「水素の豊富な水」に変えてやれば、健康と病気の議論は一変するのではないか……という期待です。

実は右のように考えるに至ったのも、過去十年間私の提言を実践している数多くの方々からの反応が極めて肯定的で否定的な反応はほとんど寄せられないからなのです。

ここで私の提唱している「水素の抜けた水を、水素の豊富な水に変える」ための方法は簡単・確実・格安そのもので一ヵ月の経費がせいぜい数百円というものですから、誰でも気軽にその正否を確めることができます（私の理論を無断盗用した表現で似て非なる類似品、高額商品を扱っている業者も多いためご注意願いたいと存じます）。

私の見つけた「たった一つの鍵」。

あなたにも是非確かめていただきたく存じます。

ボタンのかけ違い

ボタンのかけ違い、という言葉があります。

これは、第一ボタンのかける位置を間違えてしまうと最後の最後までボタンを正しくかけることなどできないという教訓です。

ところで現在私の脳裏からは「現代医学も含めて過去人類が考え出してきた様々な医学理論、健康法、栄養学……とよばれるもの、それらはすべて所詮ボタンのかけ違い理論に過ぎないのではないのかな?……」との考えがどうしても消え去らないのです。

といいますのも、最近私の周囲から親しかった友人、知人が相ついでガンで命を落としたとの連絡が届いたからです。なかには頑健そのものだった人もいます。

また、新聞報道などを見ましても芸能界、スポーツ界など各界の著名人がガンや白血病などで倒れた、あるいは手術を受けたなどの報道を目にすることが少なくないからです。

それらの方々の中には、健康維持あるいは病気予防について研究熱心で食生活にも人一倍注意を払っていたといわれる人たちも多いからです。

第一章(50ページ)で触れますが、食品添加物全盛の現在においては健康な食生活など無いものねだりに等しい……という冷笑が聞こえてくるのも無理からぬことかも知れません。

その一方で「たった一つの鍵」にも述べましたように、私の提唱する超簡単・確実・格安健康法を実践している人たちからは、

「私は何十年という頑固な便秘症で苦しみ何をやっても効果はなかったのですが、新しい水のお陰で毎日排便が見られるようになり今ではすっかり健康体になりました。」

「私は毎日通勤の行き帰りに四十段ずつ横断歩道の階段を昇り降りするのですが、水のお陰で今までとは様変わりで途中で息切れで一休みするということもなくなりました。」

「私の住んでいる周囲は雑草が多いため週末など草刈りに半日を過ごすことも少なくないのですが、長時間中腰の姿勢を取るためにあとは決まって腰痛で苦しんでいたものですが、水のお陰で最近では腰痛で悩むこともなくなりました。」

などという体験談が毎日のように寄せられるのです。

右のような報告に接するにつれ、現代人の健康法は最初の一歩から間違っているのではないか、第一ボタンをかけ違えているに違いない、と考えるようになったのです。

つまり、「水素の抜けた水」に頼っている限り、いかに時間とカネをかけようとも決して正しい健康法とはいえず納得のいく成果も得られまい、というわけです。

第一章　日本発・世界初「水素豊富水」が世界を救う

水の誕生

百数十億年まえ起きたビッグバンによって地球は誕生したとされています。

そして、四十数億年まえ生物は地球上の「水」の中に誕生したと考えられています。

言い換えますと、四十数億年まえの地球上にもし「水」が存在していなかった……と仮定しますと、この地球上に生物は誕生も生存もしていなかったことになります。

つまり、地球上における「水」の存在こそがあらゆる生物の誕生と生存にとっての大前提条件であった、ということになります。

ところで、ご存知のように水は水素と酸素の化合物です。

水素と酸素が2対1で結合してできたのが水で化学式ではH_2Oと表されます。ところで、水が水素と酸素との結合によってできた化合物であるということは、俗な表現を使いますと「水素と酸素は仲良しだ」ということになります。

言い換えますと、水素と酸素の仲が悪くて水素は水素で左を向いたまま、酸素は酸素で右を向いたままというのでは、いつまでたっても「水」は誕生しない（しなかった）ことになります。

さらに、水の誕生なき場合には生物も誕生しなかったことになります。

さて水素と酸素は仲良し、つまり両者の間には互いに引き合うエネルギーが働いていますが

（水素結合エネルギーと呼びます）、そのお陰で「水」は誕生できたのです。

ところで、この水素結合エネルギーによって生まれたのが水ですから、水の中の水素は酸素と離れた形、水素だけが単独で酸素と離れた形では水中に存在することはできないということになります。

それればかりでなく、たとえガスボンベなどから取った水素ガスを水の中に注入してやる、あるいは電気分解によって水素ガスを発生させて水素の増えた水（陰極水）を作ってやったとしても、何せ水素は宇宙で最も軽い気体ですから直ぐに大気中に逃げて抜けてしまうことになります。

そのため、高校の化学で習ったように「水の中には水素は殆ど含まれていない」ということになるわけです。

このように、私たちの知っている水は全て「水素の殆ど含まれていない水」なのです。

要するに、自然界にある水、またその加工された水である水道水、またペットボトル入りの水などには「水素は殆ど含まれていない」という共通の大きな特徴があるのです。

この事実を先ずしっかりと認識し理解することが、あなたの健康維持さらには長寿の実現にとってたいへん重要な意味をもつことになるのです。

生物は「水」の中で誕生した

四十数億年まえ生物は「水」の中に誕生しました。

このことは、「生物の誕生と生存にとって必要な条件は『水』の中に存在しているに違いない」ことを私たちに教えていることになります。

なぜなら、「生物の誕生と生存にとって必要な条件が、もし『水』の中に存在していなかった……ものと仮定しますと、生物は水の中に誕生することも生存することもできなかったことになる……」からです。

言い換えますと、「生物の誕生と生存、つまり生物の健康と長寿にとって必要な鍵は『水』の中に存在しているに相違ない」と結論せざるをえないのです。

ところで、現実には私たち一般の常識はどうでしょうか。

「水の中なんかに健康と長寿の鍵などある筈がない！……」というものでしょう。

ところが、私に言わせればこのような考えこそ実はとんでもない「たわ言」だというほかありません。生物の誕生と生存の事実を無視した暴論であるというほかないのです。

私に言わせれば、「生物の誕生と生存にとって必要な条件、つまり私たちにとっての健康と長寿の鍵は水の中にある」と結論せざるをえないことになります。

そのように考えないことには、「四十数億年にわたって生物が水の中で誕生と生存を繰り返し、しかも継続してきたという事実」を説明できないことになるからです。

いやその前に、健康や病気の問題どころではない……ということになります。なぜなら、もし地球上に「水」が存在していなかった、さらには健康と長寿の鍵が水の中になかったと仮定するなら、生物の誕生そのものが初めからなかったことになるからです。

したがって、今の私たちにとり必要なことは次の問題を考えることなのです。つまり、

一、「健康を維持し、病気を治す水」とは一体どのような「水」なのか。
逆に、
二、「健康を傷害し、病気を作る水」とは一体どのような「水」なのか。

という問題だけだということになるのです。この問題こそが、今私たちが考えるべき最も重要な問題なのであって、「水の中なんかに健康と長寿の鍵など存在する筈がない……」などというこれまでの一般常識を繰り返すことではないのです。

「病気を防ぎ、治す水」の正体とは

では「病気を作る水」と「病気を防ぎ、治す水」の水とはどういう水をいうのでしょうか。

その「病気を防ぎ、治す水」を私はずっと探し求めてまいりました。

そして私は、殆ど信じ難いことですが、次のように指摘せざるをえません。

人類はその誕生以来これまで、「病気を作る水」しか知らずにきたのではないかということです。

といいますのも、地球上に現に存往する水の九九・九九パーセントまでが、実は「病気を作る水」にほかならない（ならなかった）、といわざるをえないからです。

そのため、人類はこれまで「病気を作る水」に依存するほかなかったというわけです。

その結果、人類はその誕生以来ずっと病気で苦しめられることになったのだということになります。このことは、逆にいえば次のように考えることができることになります。

もし、私たちがこれまで依存してきた水とは逆の水、つまり「病気を防ぎ、治す水」に依存するようになればどうなるか……ということです。

一九八五年（昭和六十年）以来私は「病気を防ぎ、治す水」を探し求め、多くの回り道をしてきたことになりますが、「病気を防ぎ、治す水」の正体を突き止めることができた、と考えております。

その水とは、一言でいえば「水素をタップリ含んだ水」、つまり「水素豊富水」と私が命名した水であるということになります。

では、なぜそのように言えるのでしょうか？

詳しくは本文の中で説明いたしますが、一言で言いますと、

「水素豊富水は、万病の原因である『活性酸素』を消してくれるからだ」

ということになります。

それればかりでなく、後でも述べますが、私の提唱する非電解方式による水素豊富水の生成つまり水素発生ミネラル・スティックには大きな利点があります。

誰でも簡単、確実、安価に常時水素を含む「水素豊富水」を作ることができるのです。

古い水と新しい水

「水素の抜けた水」を「水素欠乏水」、「水素を含んでいる水」を「水素豊富水」と命名したのは私です。今までそれを「病気を作る水」「病気を治す水」とも呼んできました。

この水に対する私独自の理論をご理解いただくにここでは、水を（一）古い水、と（二）新しい水、に分けてお話するのが適当であろうと考えています。

（一）古い水

「古い水」とは数十億年も前からこの地球上に存在している水、古くからある水のことを意味します。つまり普段私たちが何気なく飲んでいる水のことです。

湖や谷川の水、雨水や井戸水、地下水や湧水、また水道水などもこれに相当します。

日常私たちが自然水あるいは天然水という名で呼んでいる水のことです。

水道水といえども、元はといえばレッキとした自然水であることには変りありません。ただ浄水場において塩素ガス投入による殺菌消毒という加工がほどこされた自然水だということになるわけです。そのほか、コンビニやスーパーに並んでいるペットボトル入りの水、全国各地にある名水、銘水……などの自然水もこれに含まれます。

要するに、私たちが日常生活で目にしている水の九九・九パーセントまでが、実はこの「古い水」に過ぎないというわけです。

古い水の特徴

さて、では「古い水」にはどのような特徴があるのでしょうか。

一言でいいますと、その最大の特徴はそれら古い水の中には「水素ガスは殆ど含まれていない」という事実にあります。

結論からいいますと、自然界にある水には水素ガスは殆ど含まれていません。

水（H_2O）は二個の水素（H）と一コの酸素（O）からできていますが、この水素と酸素は仲良しで互いになかなか離れないからです（離れたら水ではなくなりますが）。

そのため水素が酸素と離れた形で存在する、水素だけが酸素とは独立した形で水の中に存在することはできないというわけです。したがって、水素がとくべつ豊富に存在する水は自然界には存在しないのです。自然界にある水の九九・九パーセントまでが水素の殆ど含まれない水、つまり「古い水」だということになるわけです。

また、たとえ水素ボンベから取った水素ガスを吹き込んで水素の豊富な水を作ってみても、あるいは電気分解で水素の豊富な水を作ってみても、宇宙で最も軽い元素である水素は速やかに放散して失われてしまうことになるからです。そしてこの古い水に依存して生きている限り、美と健康の実現はさして期待できないであろうというほかないのです。

（二）新しい水

古い水に対して、「新しい水」とは「水素を豊富に含んだ水」を指します。

その最大の特徴は「たいへん美味しい水」だということにありますが、このような水は原則として自然界にはありません（ごく稀に見つかると、「奇跡の水」と呼ばれます）。

そこで新しい水は自分の手で作る必要があるわけですが、私の提案する方法は古い水から簡単に作ることができます。これは、古い水の中に金属マグネシウムを投入すると、水酸化マグネシウムと同時に水素ガスが生成されるという反応を利用するのです。

化学式では以下のようになります。

$$Mg + 2H_2O \rightarrow Mg(OH)_2 + 2H \rightarrow Mg(OH)_2 + H_2$$

Mg	$2H_2O$	$Mg(OH)_2$	$2H$	H_2
↑	↑	↑	↑	↑
金属マグネシウム	水	水酸化マグネシウム	原子水素（活性水素）	分子水素（水素ガス）

ところで、一般の教科書には「マグネシウムは室温の水、冷水とは反応しない」と記述されて

いますが実際には、「マグネシウムは冷水とでもりっぱに反応して水素ガスを発生する」ことを私たちは実験によって確認しています（新発見は教科書を疑うことから始まる、とは確か小柴昌俊博士の言葉です）。

このマグネシウムをベースに天然石を混ぜて作られたのが私たちが提唱している「水素発生ミネラル・スティック」です。このスティックを水の中に投入するだけで簡単、確実、安価に「水素豊富水」を作ることができるのです。（表①水素豊富水のデータ）

なお、私が最初に出合った「水素豊富水」は電解還元水（アルカリイオン水）だったわけですが、この還元水も生成直後こそ多くの水素を含んでいるものの、生成直後から水素はどんどん失われ教分後には古い水になってしまうことが判明しています。

そこで私はこの還元水を「一時的（生成時のみの）水素増加水」と呼び、これに対して私が今回提唱している新しい水は「常時水素豊富水」と呼ぶことにしています。

表①　水素豊富水のデータ

			「ミネラル・スティック」		
	①水道水	②水素飽和水	③1本投入	④2本投入	⑤3本投入
溶存水素水(ppm)	0.032	1.490	0.470	0.676	1.203
水温（°C）	23	21	19	18	18

（1）水道水には、ほとんど水素は含まれていないことがわかる（①）。

（2）水素ボンベから導いた水素ガスを最大限度注入（バブリング）、つまり水素濃度がほとんど飽和状態に達したと思われる水道水（②）。

（3）水道水1リットルを入れたペットボトルに「ミネラル・スティック」をそれぞれ1本（③）、2本（④）、3本（⑤）を投入し12時間経過した後の水。3本投入した場合では、水素飽和水（②）の約80%の水素量となっていることがわかる（1.490対1.203）

― Orbishere Mode13610

水素発生ミネラル・スティック

「水素発生ミネラル・スティック」は、普段私たちが飲んでいる水の中に投入することによって簡単に「水素の豊富な水」を作ることを目的としたものです。

水素発生ミネラル・スティックは、水を入れたボトルの中に投入した後は常にそのままの状態でお使いください。水素はなにせ最も軽い気体ですから、スティックを抜き去ってしまいますと水の中に発生していた水素は急速に失われてしまうため元の水（水素の抜けた普通の水）に戻ってしまうことになりますのでご注意願います。

なお、水道水あるいは浄水器を通した水道水にお使いいただくことを原則としますが、市販のペットボトル入りの水製品にもお使いいただけます。

流水でよく水洗いしたスティックを、水を入れたペットボトルの中に入れキャップをしっかり閉めてお使いください。

健康の維持あるいは病気の予防などを目的とする場合は、通常一・五〜二・〇リットルの水に対しスティック一本を投入してお使いいただくことを基本とします。

水素豊富水の概念

「水素発生ミネラル・スティック」はアメリカで特許を取得しておりますが、アメリカの特許公報（57）は次のように紹介してくれました。

要旨

本発明の目的は、室温のあるいは冷却された飲料水を電気装置などを使用することなく簡単かつ効率的に水素豊富水つまり水素を豊富に含む水に変えることにある。

水素豊富水生成装置にはマグネシウム顆粒が充填されており、これが飲料水と反応することによって水素ガスを生成するのである。

発明の背景

本発明は水素豊富水の生成方法に関与するものである。水素豊富水は飲用あるいは外用に用いることによって、体内で産生される活性酸素を除去する結果として皮膚のシミやシワや老化の改善に有効である。大量の水素を含む水は、がんやさまざまな疾患の原因となる活性酸素の除去に有効であるとの学説は最近公けになってきており医学界でも関心を引きつつある。

前にも述べましたが、水素豊富水は私の造語です。ですから英語表記の「HYDROGEN RICH

WATER」も和製英語です。驚いたのは、その表記がそのまま採用されたことです。

というのは、水素豊富水という言葉つまり「水素を豊富に含んだ水」、「水素の豊富な水」などという言葉は、過去の歴史においては存在したこともなければ、また実際に「水素を豊富に含んだ水」などという物質（液体）をこれまで人類は手にしたこともなければ、口にしたこともまずなかったといえることなのに、それが認められたということになるからです。

つまり、「水素豊富水」は古今未曾有の言葉の誕生であり概念だといえるのです。とはいうもののそれは、過去において皆無であったというのではなく、極めて例外的に人類はこれまでも「水素豊富水」に出合うこともあるにはありました。

ところが、その際も別段深く考えることもなくただ単純に奇跡の水、魔法の水、ご神水、ご霊水などと称して珍重したというエピソードは世界各地に伝えられているのですが、それ以上深く詮索しようと試みた人間はまずいなかったというわけです。ましてや、水素という言葉など思いも及ばなかったのです。

言い換えますと、この問題について徹底的に考えた人間が私よりも以前にたとえ一人でも登場していたなら、こうして本を上梓する必要もなかったし、さらに重要なことはこの問題がすでに過去において真剣に議論されていたならば現在の混迷を極める医療問題など、とうの昔に解決されていたに違いないと私は推測しています。

水素の秘密

英国のケンブリッジ大学にはキャベンディッシュ研究所という有名な研究所がありますが、この名称は同国の生んだ高名な物理学者H・キャベンディッシュに由来しています。英国のF・クリックと米国のJ・ワトソンがDNA（遺伝子）の二重らせん構造を解明したのは一九五三年のことで六二年にはノーベル医学生理学賞に輝いたわけですが、この偉大な研究がなされたのも実はこの研究所においてだったのです。

ところで水素原子は宇宙で最初に誕生した原子番号1の最も基本的な元素で、その原子核は陽子一個のみでその周囲を一個の電子が回っている構造ですが、今から丁度二百四十五年前の一七六六年にキャベンディッシュ博士が初めて水素ガスを分離、発見したのです。

さて月刊誌『ニュートン』の（二〇〇六年十月号）には次のような記述が見られます。

水素　Hydrogen

水素は生物をつくる遺伝子の本体、DNAに必要不可欠な元素である。

DNAは2本のリボンが、同一軸を中心にらせんを巻いた構造をしている。そのリボンからはアデニン（A）、シトシン（C）、グアニン（G）、チミン（T）の4種類の塩基（窒素を含む環状の有機化合物）が突き出している。この4種類のうち、アデニンとチミン、シトシンとグアニンはそれぞれたがいに結合し、二重らせん構造をつくっている。

この結合部分に関係しているのが、水素原子である。

DNAの二重らせん構造をつくっているこの結合は「水素結合」と呼ばれる。塩基を構成する窒素原子や酸素原子は電子をひきつけようとする力が強い。そのため、一方の塩基にある窒素原子や酸素原子は、他方の塩基の水素原子をひきつけ、その電子を共有しようとする。こうしてできた水素結合だが、その結びつきの力は弱いことが特徴である。そのために容易に切れやすい。

水素結合の切れたDNA鎖には、別のタンパク質が結びつき、DNAを複製していく。このように体内で水素結合としての役割もはたす水素は酸素、炭素についで3番目に体内の存在度が大きい元素でもある（イラスト①　傍線筆者）。

さてここで人類の特権である想像の翼を思いきり広げてみることにしましょう。

水素結合の切れたDNA鎖に別のタンパク質が結合しDNAの複製つまり修復が行われると考えると、水素原子が病気の治癒機転に直接関与していることになるのではないか？

だとすると、水素原子こそトーマス博士のいう「たった一つの鍵」ではないか？

イラスト①　ＤＮＡの水素結合

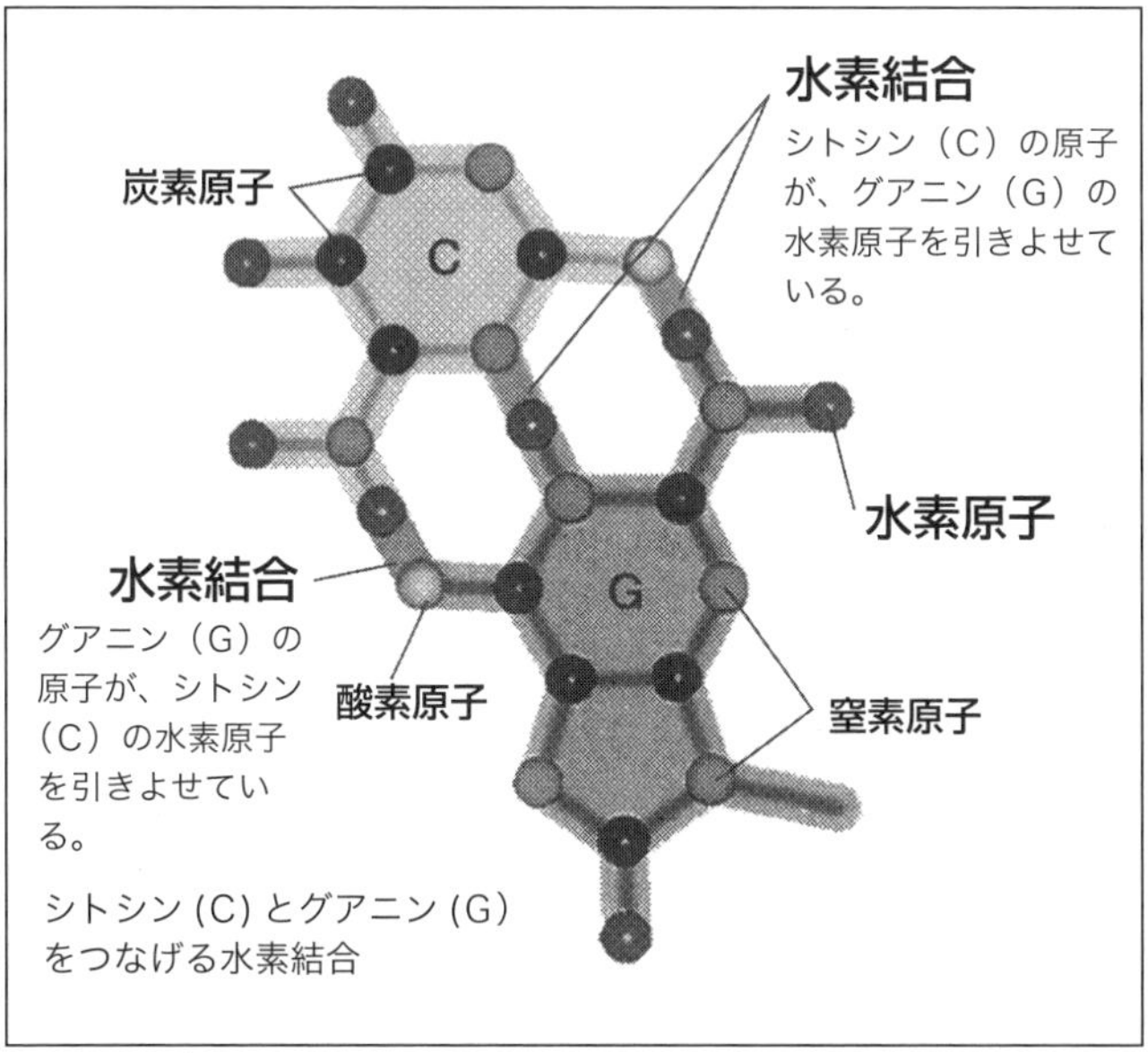
水素結合
シトシン（C）の原子が、グアニン（G）の水素原子を引きよせている。
炭素原子
C
水素原子
水素結合
グアニン（G）の原子が、シトシン（C）の水素原子を引きよせている。
G
酸素原子
窒素原子
シトシン (C) とグアニン (G) をつなげる水素結合

ＤＮＡの修復

ＤＮＡの二重らせん構造をつくっているのは水素原子であり「水素結合」とよばれる。水素結合の切れたＤＮＡ鎖には、別のタンパク質が結びつきＤＮＡの複製が行われる。このときＤＮＡの修復が行われることが、病気の治療機転の本体であろうと推察されるのである（林秀光）

活性酸素と活性水素

活性酸素

いまではテレビやラジオ、新聞でも「活性酸素はいろいろな病気を引き起こす」という表現を目や耳にしない日はないともいえましょう。

私たちが口から摂った食物を燃やすために肺から取入れる「酸素」のうちの約二パーセントが「活性酸素」になるといわれていますから、体内では四六時中活性酸素が発生していることになり、そのため私たちは遅かれ早かれ病気に追い込まれることになるのです。

とはいえ、私たちの体内には活性酸素を消してくれる酵素が備わっています。ところが年齢が進むにつれこれらの酵素の働きだけでは活性酸素をうまく処理し切れなくなる結果、いろいろな病気に追い込まれることになるというわけです。

言い換えれば、「活性酸素」さえうまく処理することができれば、少なくとも理論的には私たちが健康と長寿をまっとうすることも決して不可能ではないというわけです。

ところで、活性酸素の作用機序とは酸素の作用つまり「酸化作用」にほかなりません。

したがって、活性酸素の（極めて激しい）酸化作用を抑えてやるには、酸化作用とは逆の作用を持つ物質が必要となるわけです。

活性水素

さて酸化作用と反対の作用はといえば、それは「還元作用」だということになりますが、還元作用の本体は何かといえば、それは「水素」の働きだということになります。

ところで活性酸素を消す物質、つまり還元作用を持つ物質（抗酸化物質）としてこれまで無数に近い物質が提唱されてきました。ところがそれらの物質のうちで最良最高の理想的なものは「活性水素」であることは疑う余地がありません。

これは純粋に論理の問題であって、それ以上でも以下でもありません。

活性酸素とは酸化作用の非常に激しい酸素のことを意味しますが、同様に「活性水素」とは「還元作用の極めて強い水素」のことを意味します。

私たちが普段「水素」と呼んでいるのは分子水素つまりH_2を意味しますが、これに対して原子水素つまりHは還元作用が強力なため特に「活性水素」とも呼ばれているのです。

さて普段から「水素豊富水」つまり「分子水素を豊富に含んだ水」を飲んでいると私たちは病気に罹りにくくなる、というのが私の提唱ですが、その根拠について説明することにしましょう。

水素を分解する酵素

活性酸素を消去できるのは原子水素（活性水素）であって分子水素ではありません。ところが活性水素の寿命は極めて短くたった数秒ですから、実際には「活性水素を含む水」など存在しません。したがってまた飲むこともできないわけです（なお「活性水素を含む水」という謳い文句の水製品が横行していますので注意が必要です）。そこで私の考えは「分子水素の豊富な水を飲めばよい」というものです。次にその根拠を述べます。

「NATURE」（ネイチャー）という英国で発行されている権威ある科学誌がありますが、この97年第385巻第126頁に次のような興味深い論文が掲載されています。

アムステルダム大学のR.P.Happeその他による論文ですが、タイトルは「生物による水素の活性化」というもので、その要点は次のようなものです。

「……水素分解酵素とは、分子水素を可逆的に分解して原子水素をつくることのできる酵素のことをいう……バクテリアの一種である（Desulfovibrio gigas）のもっている〈Ni／Fe・水素分解酵素〉は最古の酵素（38億年前）の仲間であるが、このことから原始の生命体は適度の温度およびPHの下で、分子水素を効率的に活性化する（原子水素をつくる）方法を発達させていたことがわかる」という内容ですが、この論文を私なりに説明しますと次のようになります。

生物が生き延びていくためには、自らの生存を脅かす「活性酸素」を消去する必要がありました。そこでそのための最良の方法として38億年前登場したバクテリアが開発したのが「水素分解酵素」で、これは分子水素を分解して原子水素つまり活性水素をつくるという方法です。これは最古の生命体が開発した最古の酵素であると推定されるのです。

そしてこの水素分解酵素は、私たち高等生物が持っているあらゆる「抗酸化酵素」の先駆的物質であったと考えられるのです。

地球上の生物はすべて植物も動物も「ＤＮＡ生物」と総称されています。

これは、地球上の生物すべてがＤＮＡという遺伝子情報を共有しているということを意味しています。つまり、私たち生物は「単一共通祖先」を有しているわけですから、私たちヒトの細胞内にも水素分解酵素が備わっているに相違ないと考えられるのです。

なお、活性水素（原子水素）の寿命はほんの数秒に過ぎませんが、分子水素の寿命は約十数分と考えられます。そこで分子水素の豊富な水を飲んで、体内でこの分子水素を分解して活性水素をつくり活性酸素を消そう、というのが私の理論であり提言なのです。

人体における酸化還元反応

「水素豊富水は、万病の原因である『活性酸素』を消してくれるからだ」

という活性酸素は、人体でどうして発生するのでしょうか。

私たちの身体の中で最も基本的で、重要な原理は「酸化と還元」がなされていることです。言い換えると、私たちの体内では絶えず「酸化と還元」の反応が起きているということなのです。では、具体的に順を追って説明してみましょう。

一、私たちは口から摂った「食物」を、肺から取り入れた「酸素」で燃やすことによって生きていくのに必要な様々な物質、エネルギーを作り出しています。

このように物を燃やす現象を「酸化」とよぶのです。

ちょうど、車のエンジン内でガソリンを酸素で燃やすのと同様の現象といえます。

二、このとき、どうしても「燃えカス」が発生することになります。

ちょうど、ガソリンエンジンが排気ガスを発生するのと同様です。

三、ところで、この発生する「燃えカス」は有害ですから、これを処理することが必要となります。そのため、体内にはこれを処理する働きが備わっています。
四、右に述べたなかで、「燃えカス」は「活性酸素」とよばれています。
また、「活性酸素」を処理するのは「酵素」で「抗酸化酵素」とよばれています。
五、ところで、この「活性酸素」を処理する酵素の働きが、実は「還元」なのです。
六、つまり、私たちの体内では「活性酸素」による「酸化」と酵素による「還元」が絶えず綱引きをしている、ということになるのですが、この酵素の働きが衰えてくると「酸化組」が優勢となってきます。
七、そして、体内の「酸化組」が優勢になると私たちは病気になる、というわけです。
逆に、「還元組」が優勢なときは病気にならない、病気は治っていくというわけです。

つまり、私たちの体重の三分の二を占めている「水」が「還元優位の水」（「水素豊富水」）か、あるいは「酸化優位の水」（「水素欠乏水」）かによって私たちの健不全が決まる、ということなのです。

悪臭・不快臭の消失

さて新しい水（水素豊富水）の飲用を始めると具体的にはどのような変化が見られるでしょうか。この二十余年間に私の元に寄せられた体験談を第四章でご紹介しますが、何といっても最大の特徴は体の排泄物（便・尿・汗・呼気）から悪臭・不快臭が消えてしまうことです。

一、悪臭・不快臭の消失

私たちの体内で発生する老廃物や食品と一緒に体内に入った農薬・殺虫剤・除草剤、また一五〇〇種類を越えるといわれる食品添加物などは、便・尿・汗・呼気を通して体外に排泄されるわけですが、新しい水の飲用を始めて十日もしますと便の悪臭が消える、尿が透明になっていく、汗の不快臭が消えていく、口臭が気にならなくなっていくのです。

体臭・腋臭《わきが》に悩む女性、加齢臭に悩む高齢者には大きな朗報だといえましょう。

さて便の悪臭の原因となる硫化水素・アンモニア・ヒスタミン・インドール・フェノール・ニトロソアミン……などはすべて病原物質、発ガン物質です（イラスト②）。

したがって、これら病原物質の放つ悪臭の消失は殆ど決定的な意味をもつといえます。

なぜなら、体内から病原物質が消えてしまえば病気にならなくなるからです。

二、不定愁訴の改善

肩こり・腰痛・偏頭痛など不定愁訴と呼ばれる症状がいつの間にか消えてしまっていることに気づきます。女性に多く見られる便秘や生理痛・生理不順、また更年期症状もすんなりと消えてしまいます。お酒の好きな人では深酒しても二日酔いにならなくなります。

三、外用に使った場合

飲用としてだけでなく洗顔など外用にしばらく使ってみるとお肌が若返っていくことを実感できます。ニキビや化粧かぶれ、日焼け（紫外線皮膚炎）、またシミ、シワ……などに対してもその効果が直ちに実感できます。その他愛用者からの報告をまとめますと、

水素水を洗面器に用意して洗眼に使うとドライアイの症状が楽になった、飛蚊症、白内障、緑内障などの症状が改善された。また興味深い体験談としては、水素水を口の中に含み指で歯肉をマッサージすると簡単な歯痛などはすぐに治まってしまう、あるいはヤケド、すり傷、切り傷、虫さされにも重宝しているという報告もあります。

改めて言うまでもなく、私たちには生得の治癒力、免疫力が備わっています。ところが、この働きを邪魔するのが実は活性酸素なのです。そこでこの活性酸素さえ（活性水素で）消してやれば、本来の治癒力によって元の健全な姿を取り戻すということなのです。

イラスト②　悪臭・不快臭の原因

胃腸内異常発酵でつくられる硫化水素・アンモニア・ヒスタミン・インドール・フェノール・スカトール・ニトロソアミンなどが悪臭便の原因物質であり、いずれも病原物質・発癌物質である。

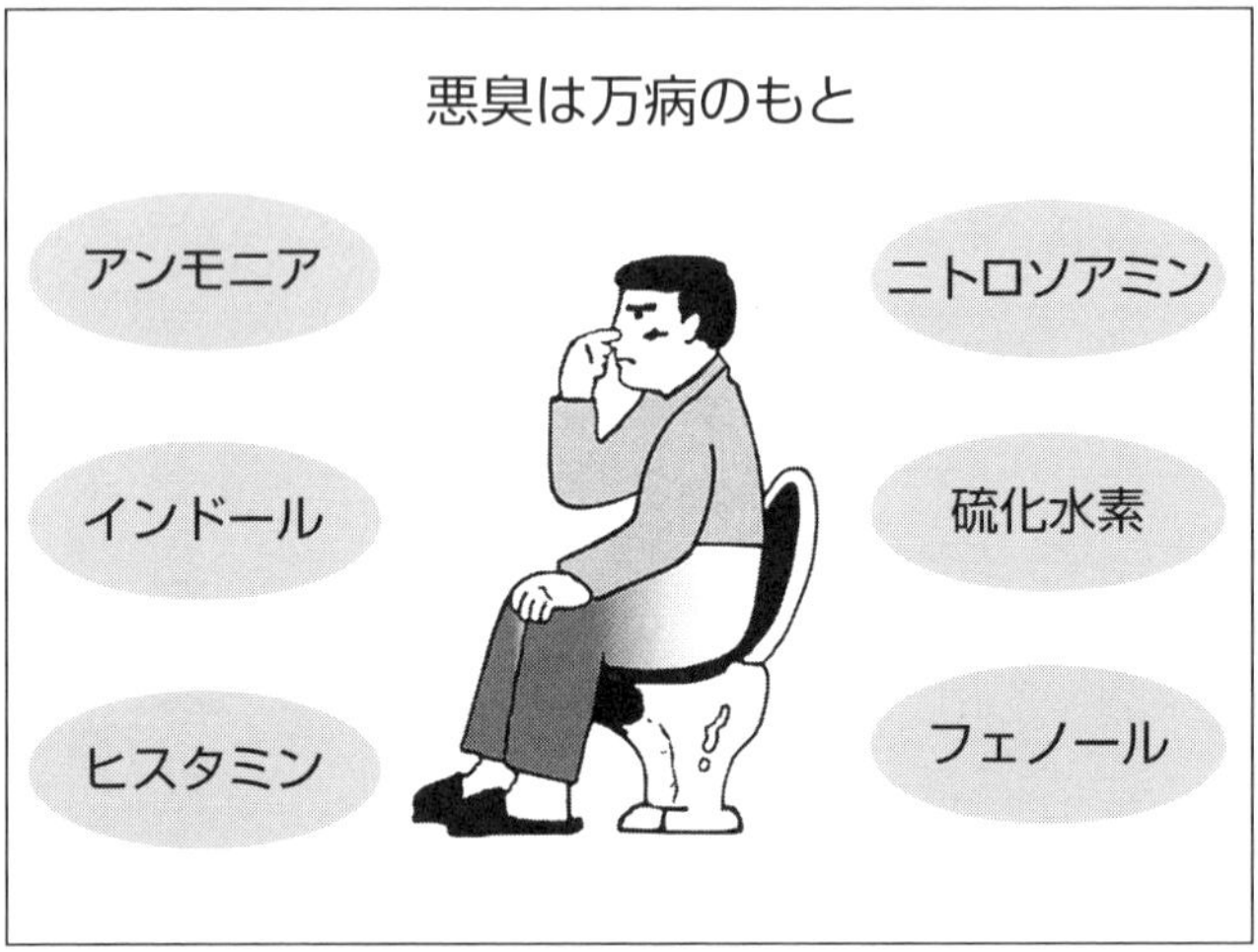
悪臭は万病のもと
アンモニア
ニトロソアミン
インドール
硫化水素
ヒスタミン
フェノール

硫化水素・アンモニア
　……細胞毒、肝臓を直撃する
ヒスタミン
　……アレルギー疾患の引き金をひく
インドール･フェノール･スカトール･ニトロソアミン
　……ガン､白血病など悪性疾患を引き起こす

※新しい水（水素豊富水）の飲用を続けると、体内からの排泄物（便・尿・汗・呼気）の悪臭・不快臭が消えていく

現代医学不毛の原因

現代医学とは「川上の汚染を放置したままでの、川下の汚染改善医学に過ぎない」というのが私の結論ですが、その論拠について説明しましょう。

私たちは口から摂った食物を胃や腸の中で消化しますが、それら消化された食物成分は腸壁から吸収され、吸収された成分は「門脈」を通って「肝臓」に運ばれます。

つまり、口→消化管→門脈→肝臓という順序で運ばれていきます。

さて肝臓に運ばれた成分は肝臓で様々な代謝作用を受けたのち肝静脈を経て大静脈に入りその後大循環によって全身の器官・臓器に運ばれていくことになります。

すなわち、肝臓→肝静脈→大静脈→大循環→全身器官という順序で運ばれていくわけです。以上をまとめますと、口→消化管→門脈→肝臓→全身器官という順序になります。

ここで肝臓は一種の「関所」ということになりますが、この肝臓という関所にくるまでが「川上」、関所の後が「川下」に相当するといえます。

このように、口から肝臓までを「川上」（肝前器官）にたとえると、この肝臓以下の器官を「川下」（肝後器官）にたとえることができるのです（イラスト③）。

右のように考えてみますと「川上」が汚染されている場合には「川下」も汚染されることになります。川上の病原物質が、川下の病気を引き起こすことになります。

では、「川上の汚染」とは具体的には何を意味するのでしょうか。

一言でいいますと、それは「胃腸内異常発酵」を意味します。具体的には、「悪臭便」の生成を指します。悪臭便の原因物質である硫化水素、アンモニア、ヒスタミン、インドール、フェノール、ニトロソアミンなどはいずれも病原物質・発ガン物質なのです。

「便は臭いのが当たり前」という誤解が人類を不幸に追い込む最大の元凶なのです。

これら悪臭の原因物質は卵・魚・肉などのタンパクが腐敗したときにできる物質で腐敗性代謝産物とよばれます。要するに、悪臭便を常時排泄している人というのは毎日のように腐敗した卵・魚・肉料理を食べているのと同じことになるわけです。

両者の違いは、腐敗した食品を食べて直ちに病気になるか、それとも食べたあと腸内で腐らせて徐々に病気になるかの違いだけなのです。したがって、普段から悪臭便の排泄を避けることが大切ですが、そのための最高の切り札が実は水素豊富水の飲用なのです。

現代医学とは、「川上の汚染を放置したままでの川下の汚染改善」論に過ぎません。

現代医学がなぜ不毛なのか、その原因は最早明らかであるといわねばなりません。

イラスト③　現代医学不毛の原因

川上の病原物質・発癌物質が、川下のガンその他の疾患を引き起こす

肝前・肝後器官説（川上・川下医学説）

川上の発ガン物質・活性酸素が、川下のガン、その他あらゆる病気を引き起こす

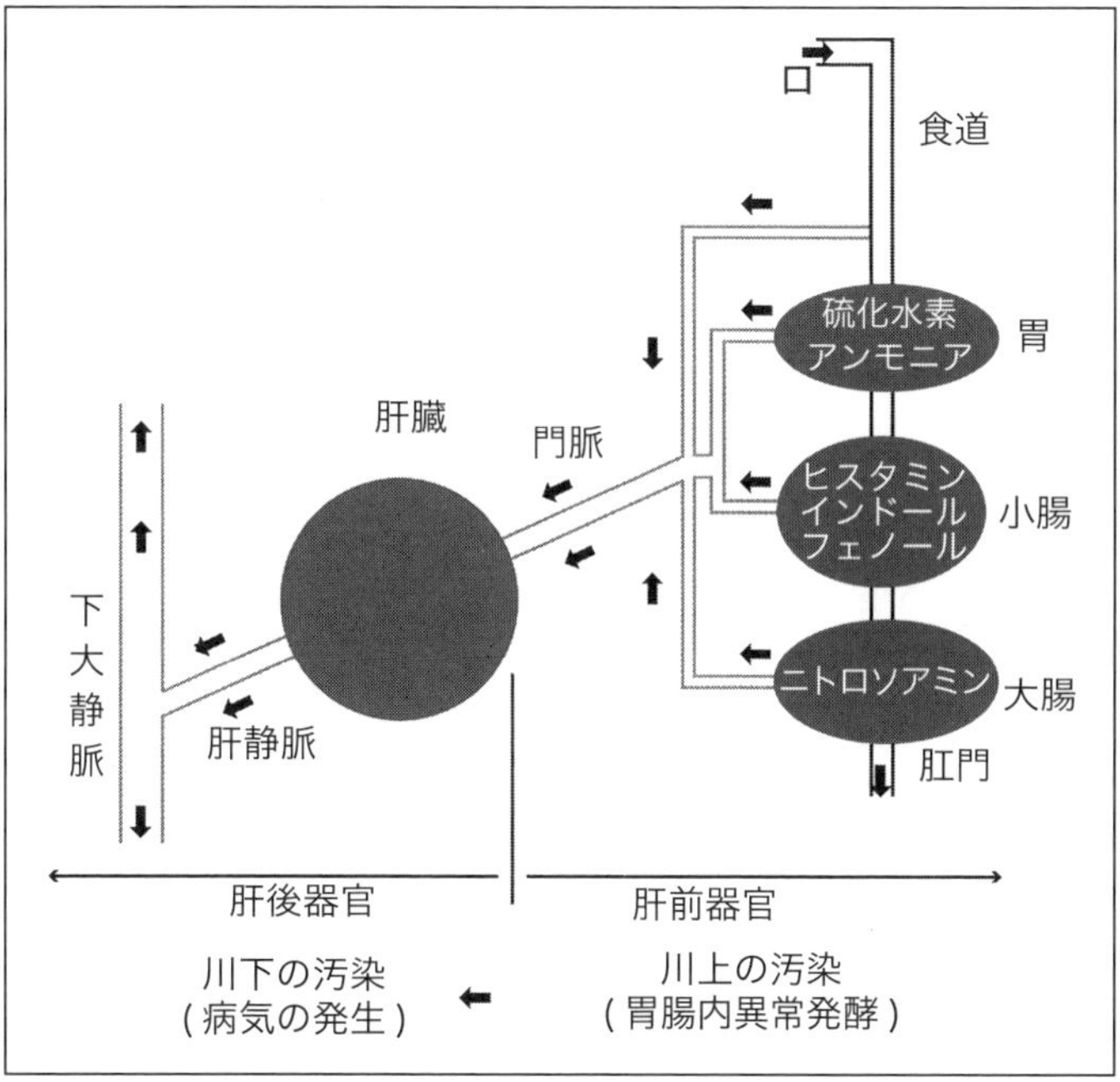

＊現代医学とは所詮、「川上の汚染（胃腸内異常発酵による悪臭便の生成）」を放置したままでの、「川下の汚染（病気の発症）」改善医学に過ぎない。

＊新しい水（水素豊富水）の飲用によって「川上の汚染」を改善してやれば、「川下の汚染」の予防も改善も容易となる。

スポーツは体にわるい

思わずドキッとするようなタイトルですが、『スポーツは体にわるい』(加藤邦彦著光文社刊)が出版されベストセラーになったのは九二年のことでした。

ところで36ページでも触れましたように、私たちが肺から取り入れた酸素の約二パーセントが活性酸素になるといわれています。したがって、激しいスポーツをして取り入れる酸素の量が増えれば増えるほど、それだけ多くの活性酸素が体内に発生してしまう結果になるわけです。同書の一六〜一七頁には次のような興味深い記述が見られます。

「……イエバエを二五〇ミリリットルの容積のガラスビンと、容積がその一〇〇倍以上もある二七リットルのカゴに一匹ずつ入れて飼育する実験を、多数のハエについて行ってみた。当然、窮屈なガラスビンの中のハエの運動量は少なくなるわけだが、平均寿命は、ガラスビンの中のハエは三九日、大きなカゴの中のハエは一六日と、運動量の多いハエの寿命は半分以下になった。……」

最近では、酸素バーが流行したり酸素水という水製品が市販されていますが、同書の二三頁には「一〇〇パーセント酸素のもとでは、生きてゆけない」との小見出しで、次のような注目すべき記述があります。

「酸素が寿命を縮めるもの、つまりは体にとって有害なもの、と聞かされると、驚かれる方も多いだろう。私たちは、小学校や中学校の理科の時間に、生物にとって酸素がいかに大切かということを教えられてきた。たとえば、数分間酸素の供給を断たれただけで、ヒトをはじめたいていの哺乳動物は絶命してしまう。地球の大気には、二〇・九パーセントの酸素が含まれているが、その濃度を上げると、どのような影響が出るだろうか。……たとえば、酸素濃度を五〇〜六〇パーセントに設定した環境でネズミを飼育してみた。すると、非常に短命になることが判明した。通常、ネズミの寿命は約三年半であるが、それが約半分にまで短縮してしまったのである。……以上の実験からも、酸素濃度を高めれば、さぞかし気分もよく、健康にもプラスだろうと考えるのは錯覚であることは明らかだ。ちなみに、人間の場合でも、一〇〇パーセント酸素下においては、十二時間以内に肺などに障害が発生するという報告がある。さらに吸入を続ければ、もちろん死に至る。」

過ぎたるは及ばざるがごとし、という諺がありますが酸素はまさにその典型です。

今やアスレチック・クラブ、フィットネス・クラブの全盛時代だといえますが、スポーツに励む人には「新しい水」はまさに必需品だといわねばなりません。

食品添加物の恐怖

二〇〇五年十一月に出版された『食品の裏側』（安部司著　東洋経済新報社刊）という本がベストセラーになりました。今も売れ続けています。

同書の帯コピーには《食品添加物の元トップセールスマンが明かす食品製造の舞台裏知れば怖くて食べられない》と大書されています。

ショッキングな内容ですが、一例として三七頁の記述を次に転載してみましょう。

ｖｖｖドロドロのクズ肉が30の添加物でミートボールに蘇る

そのミートボールは、スーパーの特売用商品として、あるメーカーから依頼されて開発したものでした。発端はそのメーカーが、「端肉」を安く大量に仕入れてきたことでした。端肉というのは、牛の骨から削り取る、肉とも言えない部分。現在ではペットフードに利用されているものです。このままではミンチにもならないし、味もない。しかしとにかく「牛肉」であることは間違いない。しかも安い。この端肉で何かつくれないか、と私に相談がきたのです。元の状態では形はドロドロ。水っぽいし、味もなく、とても食べられるシロモノではありません。これを食べられるものにするにはどうしたらいいか——そこが発想の出発点でした。

まず、安い廃鶏（卵を産まなくなった鶏）のミンチ肉を加え、さらに増量し、ソフト感を出すために、「組織状大豆たんぱく」というものを加えます。これは「人造肉」とも言って、いままでも安いハンバーグなどに必ず使われています。これでなんとかベースはできました。しかしこのままでは味がありませんから、「ビーフエキス」「化学調味料」などを大量に使用して味をつけます。歯ざわりを滑らかにするために、「ラード」や「加工でんぷん」も投入。さらに「決着剤」「乳化剤」も入れます。機械で大量生産しますから、作業性をよくするためです。これに色をよくするために「着色剤」、保存性を上げるために「保存料」「ＰＨ調整剤」、色あせを防ぐために「酸化防止剤」も使用。これでミートボール本体ができました。これにソースとケチャップをからませれば出来上がりなのですが、このソースとケチャップも、いわゆる「市販」のものは使いません。そんなことをしていたら、採算が合わず値段を安くできないからです。……

まさに背筋の寒くなるような記述が延々と続きますが、怖いもの見たさの心境からかついつい読み進んでしまうという迫力満点の本ではあります。

ところで、皆様方はなにか有効な添加物対策をお考えでしょうか？

私の解決策

前項では、一五〇〇種類を越えるとされる食品添加物の恐怖についてその一端をご紹介しました。

著者の安部司氏の見解では、私たちが日常摂取する食品添加物の種類は朝食・昼食・夕食の三食合計で、少なく見積もっても六〇～七〇種類は摂取しているとし（一四四頁）、したがって、「……これほど添加物があらゆる食品に使われている現在、それをまったく取らないのは現実問題としても不可能です。」と述べています（五頁）。

と同時に、安部氏は公平な立場で次のようにも述べているのです（一八六頁）。

――それによく考えてみると、私たちは実ははるか昔から添加物と付き合っているのです。たとえば、日本が世界に誇る健康食、豆腐。豆腐は大豆を搾った豆乳を「にがり」（塩化マグネシウム）で固めてつくりますが、この「にがり」は添加物そのものです。添加物はだめだからといって「にがり」を使わないのなら、豆腐も食べられない。豆乳を飲むだけになってしまいます。また、日本人には古来より結婚式で来客に「紅白まんじゅう」を配る習慣がありますが、この紅白まんじゅうの赤いほうは「食紅」で染められてきました。食紅を使いたくないというなら、紅白まんじゅうだって食べられなかったわけです。

それ以外にも、まんじゅうのふくらし粉として使われる「重曹」だって添加物です。こんにゃくを固めるための「水酸化カルシウム」もそう。

大事なので繰り返しますが、食品添加物にはメリットもあるのです。「安さ」「手軽さ」「便利さ」といったメリットから、いま紹介した豆腐や紅白まんじゅうを私たちが食べられるのも、それは添加物のおかげです。添加物を目の敵にして、拒否するのではなく、どう付き合うか、どう向かい合うか。そこが大切なのです。……

では最後に、私の考えている取っておきの添加物対策をご披露しましょう。

それは言うまでもなく「水素の豊富な水」を日常生活に導入することです。

といいますのも、毎日六〇～七〇種類以上の食品添加物を知らず知らずのうちに摂らされているというリスクがあるにも拘らず、水素豊富水の飲用を始めて十日もしますと私たちの排泄物からは悪臭・不快臭が一掃されてしまうからです。

このことは悪臭を放つ有毒物質が解毒分解されていることを示唆しているわけです。

しかもうれしいことに、その事実を自身自身の目や鼻で毎日はっきりと確認できるのですから、これほど信頼に足る添加物対策はほかにないといえるのではないでしょうか？

放射能障害に対する水素豊富水の効果

今や私たちの最大の関心事は東日本大震災によって引き起こされた福島原子力発電所の爆発による放射線障害に対してどうするかという問題であります。

これまで何度も「活性酸素は万病のもと」という表現を使って参りましたが、実は放射線障害に対してもこの言葉は有効だといえるのです。

放射線による〝体内被曝〟は水素によって防げる！

放射線の生体に対する障害性はおもに生体の構成成分である「水分子の放射線分解により生じる種々の活性酸素種による」と考えられています。

英国王立化学会学術誌、『Organic & Biomolecula Chemistry』より

●抗酸化作用には、抗酸化物質に含まれる水素原子が大きく関与

放射線の人体影響の原因となる活性酸素やフリーラジカルは、がんや動脈硬化などの生活習慣病や老化を促進する物質とされています。そのため、これらを消去するビタミンEやカテキン、コエンザイムQ10などの抗酸化物質は、生活習慣病や老化を防止する物質として一般の注目を集めています。一方において、こうした抗酸化物質の分子レベルでの作用メカニズムは十分に解明されていませんでした。

これまで、抗酸化作用には抗酸化物質に含まれる水素原子が大きく関与することが知られていましたが、中西研究員らは、電子の移動をともなう反応（電子移動反応）が発生する別の移動メカニズムが存在することを実証しました。。

※具体的に、ビタミンEのモデル化合物は、フリーラジカルに水素原子を与えてこれを消去するのに対し、水やアルコールなどでは電子を与えて消去することを初めて見出しました。

出典　ETERNAL CLUB　ホームページ http://ec-07.com/?eid=206

第二章　人類をしばる七のマインドコントロール

第一　「水」で病気が治る筈がない

世の中の常識は、「水なんかで病気が治る筈がない！」というものでしょう。

ところが、このような考えが実は、マインドコントロールに過ぎないのです。

実をいいますと、「病気を治すのは水である」ということになるのです。

では、その根拠について説明することにしましょう。

このマインドコントロールを打破するには、次の二つの事実の理解が必要です。

（一）「原因」である水が、その「結果」である生物を規定する。

というのが因果律の下す結論なのです。因果律とは「原因が結果を規定する」という原理ですが、科学とはこの因果律を意味します。因果律でいえば、次のようになります。

水の存在なきところ、生物は誕生も生存もできない。水は生物にとって全てのすべて、アルファでありオメガである。水なくして生物なし、ということである。

したがって、因果律でいえば、水は「原因」で、生物はその「結果」である。

すなわち、因果律からいえば、

「原因である水が、その結果である生物を規定する」と結論するほかないのである。

すなわち、「水が生物の生死、健不全を決める」というのが因果律の下す結論ですが、残された問題はただ一つのみ、つまり次の問題だけとなるのです。

（二）どのような原因（水）が、どのような結果（生物）を生むのか、という問題です。

つまり、「健康を維持し、病気を治す水」とはどのような「水」か。

同時に、「健康を傷害し、病気を作る水」とはどのような「水」か。

という問題だけなのです。結論をいいますと、

「健康を維持し、病気を治す水」とは「水素豊富水」である。

「健康を傷害し、病気を作る水」とは「水素欠乏水」である。


ところが、既に述べたように地球上には実質上「水素欠乏水」しか存在していません。

その結果、人類は「水（つまり、水素欠乏水）などで病気が治る筈がない！」と信じ込むようになったのです。

ところが、「健康を維持し、病気を治す水」、つまり「水素豊富水」を摂るようにすれば健康を維持し、また病気を治すことができるのです。

すなわち、（一）に述べた因果律の示す通り、「水（つまり、水素豊富水）が病気を治すのである」という結論になるのですが、真に解る人は残念ながら皆無に近いのです。

第二　人間は病気をするものである

一病息災、という言葉がありますが、これには「一つくらいの持病は仕方がない。その代わり、厄介な大病はなんとか避けたいものだ」というニュアンスが含まれています。

つまり、「人間は病気をするものだ。何の病気もしないで天寿をまっとうすることなどできない相談だ……」という一種あきらめの雰囲気が感じられます。

ところが、このような常識も実は単なる思い込みに過ぎないのです。

つまり、人類をしばるマインドコントロールに過ぎないのです。

では「人間は病気をするものだ」というマインドコントロールに人類が支配されるに至った原因がどこにあるか……

要するに、その原因は次の事実にあるのです。

一、「自然水こそ理想の水である」というマインドコントロールに支配されている人類はその当然の結果として、「自然水」が健康に良いのだと信じ込むようになりました。

二、ところが、この「自然水」という水の正体は、「水素欠乏水」に過ぎません。

そして、この「自然水」（水素欠乏水）を飲んでいるかぎり、「悪臭便」の排泄を避けること

は難しくなります。その結果、

三、「便は臭《くさ》いのが当たり前」というのが人類共通の「常識」となったのです。

ところで、ここで大変重要なことは「悪臭便」を排泄している時私たちの体内では猛烈な勢いで、万病の原因である「活性酸素」が発生しているということなのです。

さらに、「水素欠乏水」を飲んでいる限り、私たちをいろいろな病気に追い込む犯人である「活性酸素」を逮捕監禁することが困難になるのです。その結果、人類はやがて

五、「人間は病気をするものだ」というマインドコントロールに支配されるようになった……というわけです。

六、ところが、ここに「水素豊富水」が登場することになったのです。

「人間は病気をするものだ」というのは、単なるマインドコントロールに過ぎません。

無病世界の構築は可能なのです。

そして、その鍵が「水素豊富水」なのです。

第三　病気を治すのは医薬である

人類の大半は「病気を治すのは医薬である」と信じ込んでいます。

また、「水で病気が治る筈がない！」と言い張って譲りません。

ところが、これはマインドコントロールに過ぎないというのが私の結論なのです。

では、その根拠をお目にかけることにしましょう。

生物の歴史は約四十億年……四、〇〇〇、〇〇〇、〇〇〇年です。

いっぽう、医薬の歴史は約四千年……四、〇〇〇年といえましょう。

約分しますと、生物の歴史が一、〇〇〇、〇〇〇年に対し医薬の歴史はその最後のたったの一年ということになります。すなわち、生物の歴史一、〇〇〇、〇〇〇年のうちの最後の一年にようやく医薬が登場したということになります。


言い換えますと、生物の歴史一、〇〇〇、〇〇〇年のうちの最初の九九九、九九九年間というもの、地球上の生物は何らの医薬の世話にもならなかったことになります。

ところが、見事にホモ・サピエンスにまで進化を遂げたことになります。

例えていえば、ここに、一、〇〇〇、〇〇〇円の現金を持っている人がいるとします。

この人が一円玉一コを落としたからと、目の色を変えて一円玉を捜し回るでしょうか。

恐らく気にも止めないことでしょう（一円を無駄にしていいといっているのではありません）。

なぜなら、一、〇〇〇、〇〇〇円から見れば一円など誤差範囲に過ぎないからです。

さて、私たち生物の歴史一、〇〇〇、〇〇〇年に対し、医薬の歴史はたった一年です。

しかも、その最後の最後の最後の……一年です。

お分かりでしょうか。

あなたが医者だ薬だ……と大騒ぎすることは、丁度一、〇〇〇、〇〇〇円の現金を持った人が一円玉はどこにある……と目の色を変えて走り回ることに等しいのです。

そんな暇があるのなら、残りの九九九、九九九円の方を大切にしたらどうですか。

医薬の登場するまでの生物の生存を支えた九九九、九九九年間を考えたらどうですか。

生物の存続をまっとうさせた本当の「鍵」を探せばどうですか。

その鍵とは、もうお分かりのように「水素豊富水」だったのです。

四　病気の原因は数多くある

病気の原因には細菌・ウイルス・化学物質・紫外線・放射線・電磁波……など数多くある、というのが人類共通の「常識」だといえましょう。

しかし、本当のことをいえば、病気の原因は「たった一つしか」ありません。というのが私の結論です。

では、この論理につき順を追って説明することにしましょう。

一、私たちの生存は「酸素と水」によって支えられています。

たとえ食べ物を山ほど備蓄していようと酸素はほんの五分間程、水はほんの一週間程絶たれただけで、この世とはオサラバしなければなりません。

たとえ食べ物が山ほどあっても、これを「酸素」で燃やさ（酸化する）ないことには、エネルギーや生命維持に必要な様々な物質を作り出すことができないのです。

二、私たちの生存を脅かすのも「酸素と水」です。

私たちの生存は「酸素と水」によって支えられています。

したがって、私たちの生存を脅かすのも「酸素と水」であるということになります。

では、生物の生存を脅かすのは「酸素か水か」。

一体どちらでしょうか？

結論からいえば、「酸素以外にはありえない」ということになります。

というのも、そもそも「水」が生物の生存を脅かすものであったと仮定すれば、生物はもともと「水」の中に誕生する筈がなかった、ということになるからです。

ところで、私たちは肺から取った「酸素」で、口から摂った「食物」を燃やす（酸化する）ことによって生命代謝に必要な物質を作っているわけですが、その際一種の「燃えカス」として生じるのが「活性酸素」という物質なのです。

活性酸素といっても、酸素の一種（活性のある酸素）であることには変りありません。

話をまとめますと、次のようになります。

私たちは、活性酸素という名の「酸素」で病気に追い込まれ、死の最後の瞬間には肺からの「酸素」（通常の酸素）の摂取が不能となるため死ぬことになるのです。

つまり、私たちの生存を脅かし、死に追い込むのは「酸素」だけだ、ということです。

私たちが普段考えている細菌・ウイルス・化学物質・紫外線・放射線・電磁波……などは活性酸素の発生をもたらす物質、つまり「誘因」に過ぎません。

「病気の原因は数多くある」というのもマインドコントロールに過ぎないのです。

病気の誘因と原因

物質的要因……ハウスダスト、花粉など
生物的要因……ウィルス・細菌など
化学的要因……ダイオキシンなど
物理的要因……放射線、電磁波など
心理的要因……さまざまなストレス

↓

《誘　因》

⇩

⇩

活性酸素の発生

《原　因》

⇩

⇩

病　気

五　現代医学は最高の科学である

「現代医学は人類の生んだ最高の素晴らしい科学である」と考えられています。

ところで、ここで私から皆さん方に次のような二つの質問があります。

第一問　あなたが過去病院で受診したとき、医師から「あなたは普段、どのような水を飲んでいますか……」と聞かれたことがありますか。

殆どなかったことでしょう。

これでは、その医師は科学的な医学・医療を実践しているとはいえません。

なぜなら、あなたが「水素欠乏水」（水道水・井戸水・天然水、自然水……）などを飲んでいたのでは、あなたの病気が治ることは難しい、というほかないからです。

というのも、「水素欠乏水」など飲んでいたのでは、あなたの体内で刻一刻発生する「活性酸素」（私たちが肺から取り入れる酸素の約二パーセントが活性酸素に変わると考えられています）を十分に処理（消去）することはできないことになってしまうからです。

第二問　あなたが過去病院で受診したとき、医師から「あなたは普段、どのような性状の便を排泄していますか……」と聞かれたことがありますか。

これも、殆どなかったことでしょう。

これでは、その医師は科学的な医学・医療を実践しているとはいえません。

例えば、あなたがガンの治療を受けていたと仮定しましょう。

そして、あなたが毎日「悪臭便」を排泄していたとしましょう。

その場合、あなたのガンが治る確率はグンと低くならざるをえません。

なぜなら、あなたが「悪臭便」を排泄している時、その中にはニトロソアミンという発ガン物質が含まれている、また大量の活性酸素が発生していることになるからです。

これでは、「川上の発ガン物質・活性酸素の発生」をそのまま放置して、「川下のガン」を治そうとしているのと何ら変わらないことになるからです（44ページのイラスト②参照）。

これでは、とても最高の科学であるとはいえません。

ガンのみでなく病気というものは要するに、「川下の汚れ」に過ぎません。

したがって、病気つまり「川下の汚れ」を改善するには、「川上の汚れ」つまり消化管の中の病原物質・活性酸素を除去することが第一の条件だといわねばなりません。

現代医学は最高の科学であるというのも、マインドコントロールに過ぎないのです。

六　ガン……は不治の病である

私たちの周りでは未だまだ、「ガン……ああ、もうダメだ」という風潮が根強いといえましょうが、私自身はその最大の原因が「水」にあると考えています。

考えてもみてください。

あなたがいま仮りにガンに罹り、がんセンターで入院治療を受けていたと仮定します。

その際、そのがんセンターで使用されている水（水道水、自然水）が、「ガンを治せない水」あるいは「ガンをつくる水」であった……と仮定しましょう。

その場合、その「水」を使用したままでもあなたのガンは治る、と思われますか？

あるいは、首尾よく治ったとしても余計な時間と費用がかかると思われませんか？

さらには、首尾よくガンが治ったとしても、退院後その同じ水（水道水、自然水）を使用しているかぎり、いずれまたガンが再発するのではないか、と思われませんか？

ところでいま、がんセンターで使用されている水（水道水、自然水）が、「ガンを治せない水」あるいは「ガンをつくる水」であったと仮定しましょう、と記しましたが、実をいいますとこれは最早仮定ではなく現実である、といっても過言ではないのです。

その根拠とは、私たちが普段口にしている水（水道水、自然水）は所詮「水素欠乏水」に過ぎないからです。その結果、次のような事態が起きることになるのです。

一、「水素欠乏水」（水道水、自然水）では、私たちの腸内微生物は「胃腸内異常発酵」を起こし「鼻のひん曲がるような悪臭便」を落とすことになります。

「悪臭便」の原因物質である硫化水素・アンモニア・ヒスタミン・インドール・フェノール・ニトロソアミンなどは病原物質であり発ガン物質なのです。

これに対し、「水素豊富水」では「胃腸内異常発酵」を改善して「きれいな便」に変えてくれます。

二、「水素欠乏水」（超純水）で作成した「培地」の中では、ガン細胞は猛烈な勢いで増殖することになります。

これに対し、「水素豊富水」で作成した「培地」の中ではガン細胞の増殖・浸潤・転移は顕著に抑制される……ことが期待されているのです。

「ガン……は不治の病である」という考えも、つまりは「水素欠乏水」（自然水）を飲むしかなかった人類が作り上げたマインドコントロールに過ぎないのです。

七　無病世界の構築など不可能である

近代科学技術文明が長足の進歩を遂げた二十世紀。

そして、二十一世紀を迎えた現在といえども、人類の大半は「無病世界の構築などは夢のまた夢……」と考えていることでしょう。

これに対して、「無病世界の実現は案外早いのではないか」と考えている私などは例外中の例外だといえましょう（理解してくれる人は皆無に近いのが残念ながら現実です）。

ところで、現在私の頭の中にある考えを一言でいいますと次のようになります。

人類が生んだ医学はフィクション（虚構）に過ぎなかった

というものです。

では、私がそのように結論するに至った根拠を説明することにしましょう。

一、四十億年まえ、生物は「水」の中に誕生しました。

二、ところが、その水つまり「自然水」は「水素欠乏水」にほかならなかったのです。

三、「水素欠乏水」の中に誕生した生物は、どうしても病気になりやすいという一種の宿命を持つに至ったのです。というのも、「水素欠乏水」では、万病の原因である「活性酸素」を効率的に処理（消去）できなかったからです。

四、その結果、「水素欠乏水」（自然水）を飲むしかなかった人類は病気を治す必要に迫られ、万止むをえず医学や薬学……を生むことになったのです。

五、このことを逆に考えれば、「水素豊富水」を摂るようにさえすれば、人類は病気に追い込まれる可能性は激減する、ということになります。

なぜなら、「水素豊富水」は、万病の原因「活性酸素」を消してしまうからなのです。

六、言い換えますと、「水素豊富水」の導入、普及によって「無病世界を構築できる」という可能性が出てきたということになるのです。

つまり、「無病世界の構築は不可能である」という考えは、自然水（水素欠乏水）を摂るしかなかった人類が作り上げたマインドコントロールに過ぎなかったのです。

無病世界の構築は可能である

というのが私の結論です。その鍵となるのが「水素豊富水」なのです。

その論理を説いたのが、私の提唱する「水制御学説」です（表②水制御学説）。

表② 水制御学説

(1)	O_2	+	e^-	→	O_2^-
(2)	O_2^-	+	H・＋H^+	→	H_2O_2
(3)	H_2O	+	e^-	→	HO・＋HO^-
(4)	HO・	+	H・	→	H_2O
(5)	HO^-	+	H^+	→	H_2O

（1）肺から摂取された酸素（O_2）が経口摂取された食物を酸化する時、自らは食物によって還元され活性酸素 O_2^-（スーパーオキサイドアニオン・ラジカル）を生成する。
（2）O_2^-は、水素原子H・(水素ラジカル）によってさらに還元され、活性酸素 H_2O_2（過酸化水素）を生ずることになる。
（3）H_2O_2 は、さらに還元され活性酸素 HO・(ヒドロキシル・ラジカル）と水酸化イオン(HO^-）を生成することになる。
（4）HO・は、水素原子によって還元され水（H_2O）が生成される。
（5）HO^-も、水素イオン（H^+）によって還元され水が生成される。

結論　肺呼吸により摂取された酸素は、体内において次々と活性酸素種を生成することになるが、これらの活性酸素種は原子水素（活性水素）と結合することによって順次還元されていき、最後には元の水に還ることになる（林秀光「水制御学説」)。

第三章　きれいな便と汚い便

長寿村の人の便は臭くない

世界中には、他の領域と比較して明らかに高年齢の方々が、しかも元気に生活している地域が何ヵ所かあります。病気をする者も少なく、したがって平均寿命も際立って高い地域です。こうした地域を、ここでは便宜上〝長寿村〟と呼ぶことにしましょう。

代表的なところといえば、ソビエト連邦（当時）南部のコーカサス地方の長寿村が有名でしょう。黒海とカスピ海とにはさまれ、ヨーロッパとアジアの境目に位置する地域。民族独立問題で話題になったグルジャ、アルメニア、アゼルバイジャンの三共和国のあるあたりです。

ペンシルベニア大学のロナルド・ゴッツ博士の論文によると、コーカサスの長寿村は世界でただここだけガンの発生がなく、いわゆる成人病の発生率も極端に低いといいます。

南米にはビルカバンバ、中国にはウィグル、パキスタンにはフンザがあり、日本では山梨県大月市の北々東に棡原という山村があります。

こうした地域では一〇〇才を超える老人が珍しくないばかりでなく、そんな老人たちが、健康に、元気に、正真正銘の現役として仕事をしているのです。私たち都会人の間では『二世代同居』がクローズアップされていますが、こうした地域では四世代が一緒に生活している様が、至極当然のものとして見られるのです。

ＷＨＯ（世界保健機構）などは、こうした長寿村の人々の秘密を解明するために、調査団を送り込むなどして調査を重ねましたが、気候が比較的温暖であること、環境に恵まれストレスの少ない生活をしていることなどある程度の共通項は見つけられるものの、食物などで決定的な共通点を見つけることはできなかったようです。

気候が温暖でストレスの少ない生活をしていながら、しかし長寿ではない地域は、数多くあります。いったい何が長寿の原因なのか。調査の結果、大きなヒントが見つかりました。

ただ一つ、これだけははっきりと共通している事実。それは長寿村の人々の排泄する便が、みんなたいへんにきれいであったということです。

皆さんは、便はどうしても汚いもの、きれいなわけはないとおっしゃるかもしれません。その通り、通常、私たちが排泄する便は、色も汚く、においもたいへんに悪いものです。あれを見て美しいと思う人はまずいないでしょう。

だが長寿村の人々は、臭いにおいもなく、色もきれいで、まるで母乳を飲んでいる赤ちゃんのようにきれいな便を排泄しているのです。

調査から得られたデータを総合すると、長寿村の人々の排泄便の特徴はつぎのように整理できます。

①悪臭がほとんどない。

②色は明るい卵黄色である。

③非常にやわらかく、排便が速やか。したがって便秘はない。
④水に浮くほど軽い。
⑤オナラが出ない。
なぜこのようなきれいな便になるのかはあとでもっと詳しく説明します。だが、この五つの条件が示していることを簡単にいえば、長寿村の人々の腸内には異常発酵がなく、消化吸収がきわめて順調であるということがわかるのです。

私はWHOの研究で長寿村に入り調査を行なった方から直接に話を聞いたことがあります。その方の話を聞いていてもっとも印象的だったのが、

「長寿村の人々はみんな便がきれいだ」

という話でした。そしてもう一つ忘れられないのが、調査のために外部から入った人も、長寿村で一週間から一〇日も暮らすうちに、長寿村の人々と同様にきれいな便を排泄するようになったということでした。

これを知って、医師である私には思い当たることがあります。

実は、ガン患者の排泄便がたいへんな悪臭を発することが常識だということです。

白血病の患者も実に臭い便を排泄します。

進行した糖尿病や肝臓病の患者もやはり臭い便を排泄します。

重篤な病気に冒されている方々は、おしなべて非常に悪臭の強い便を排泄しているのです。

こうしたことは臨床医や看護婦なら誰でも知っていることです。

高齢になるまで健康に生活し長寿をまっとうする長寿村の人々の便が実にきれいで悪臭のないこと。一方で重病の人の便がたいへんな悪臭を発していること。この双方の間には、健康を考える上で重要な示唆があります。さらには、外部の人間も長寿村でしばらく生活するだけで排泄便がきれいになり悪臭がなくなるということも注目すべきことです。

ここで私的な事実を打ち明ければ、私自身も、それまでは臭《くさ》いのが当たり前と思っていた排泄便が、臭くない、色のきれいな、やわらかく排泄のスムーズな、軽いものへと、しかもちょっとしたことで急激に変化した経験を持っています。

私の場合、そのきっかけとなったのは、水道水を使うのをやめて、飲用にも調理用にも、ある特殊な水を使うようにしたことでした。

私も私の家族も水を変えたことによって、排泄便がきれいになり、それまでとは見違えるほどに健康な日々を送れるようになったのです。

これは水を変えただけで起こった変化です。私はタバコも吸うし（当時）、酒も飲みます。家族ともども、食品や食事に特別な注意を払うようになったわけではありません。

要するに〝良い水〟を飲む、調理に使う以外に、ことさら健康に良いことはしていません。むしろ医者の不養生で無理を重ねているほうだろうと思います。

それでも、水を変えるだけでのことで大きな変化が起こり、肥満・高血圧気味だった私の体調もすっかり良くなってしまいました。

私にはこのような経験がありましたから、長寿村の人々の便のきれいさ、そして健康と長寿には、水が大きく関与しているだろうことが直感できました。

その直感に基づいて研究を重ねていくと、良い水を飲み、良い水を調理に使用することで、様々な病気の元凶である胃腸内異常発酵が確実に抑えられることがわかったのです。

腸内の腐敗（胃腸内異常発酵）こそが病気の元凶

さて胃腸内異常発酵とは、簡単にいえば臭い便を排泄する状態のことです。悪臭の強い便、便秘、消化不良、下痢、胸やけ、げっぷ、悪臭の強いオナラ、口臭。これらすべては胃腸内異常発酵を主な要因として現われる〝症状〟にほかなりません。

では胃腸内異常発酵はどうして起こるのでしょう。どういった病気をすると〝異常〟な発酵が起こってしまうのでしょう。

実は、こうした設問のしかたに問題があります。

たしかに何らかの原因があって胃腸内異常発酵が起こるのですが、その原因は病気ではありません。口から入り胃腸内発酵の〝材料〟となる水や食物に原因があるのであって、病気は、むしろ胃腸内異常発酵の結果なのです。

ある著名な腸内微生物の研究者は、便秘を三〇年続けると大腸ガンになると書いています。便秘とは胃腸内異常発酵の結果です。胃腸内異常発酵とは、誤解を恐れずにいいかえるなら、胃腸の内容物が腐っている状態にほかなりません。いつもいつも腸内に腐ったものをかかえていたなら、ガンになるのも当然のことなのです。

こうした、腸内微生物（私たちの消化管の中には一〇〇種・一〇〇兆の微生物が棲息していて、これが消化吸収、ビタミン・ホルモン・酵素の分泌などにきわめて重要な役割を果たしているのです）によって司られる消化管内の発酵状態が、私たちの健康状態にたいへんに深い関係があること。これは、私たちは前々から経験的に知っていました。

だからこそヨーグルトが健康に良い、ビフィズス菌や乳酸桿菌製剤が大切だといっては、それらの製剤を熱心に摂り入れようと努めているのです。その実、せっかく摂取したビフィズス菌や乳酸桿菌を水道水の中の塩素や食品の中の残留農薬、殺虫剤、除草剤などでせっせと殺してもいるのです。

そんなことをするよりも、一人ひとりが本来持っているビフィズス菌や乳酸桿菌を殺さないように大事にすることが先決だと私は考えるのです。

だいいち、各自の腸内微生物は各自固有のもので、たとえば私の腸内に棲むビフィズス菌をあなたに与えてみても、それは二四時間ではじきとばされ、あなたの体外に排泄されてしまうわけです。

ところが一歩進んで、腸内微生物によって司られる消化管内の発酵状態がガン、肝臓病、糖尿病ばかりでなく、あらゆる病気ときわめて密接な関係にあることは、これまであまり知られていませんでした。

実のところ〝ご腸内の皆様〟すなわち腸内微生物についての研究が進んだのは、たかだかこの一〇年間ほどのことです。みなさんが〝ご腸内の皆様〟の働きについて知らないのも無理はありません。いや、医師でさえ、四、五〇才を越えて第一線で活躍している人たちのほとんどは、〝ご腸内の皆様〟の大切さを知らないまま、医療に従事しています。

とにかく、私の医学生時代には、ほとんど〝ご腸内の皆様〟とお付き合いすることなく、医師の免許を手にしていたのです。

便を汚く臭《くさ》いものにしている〝毒物〟

皆さんは、個室の中で、しみじみと我が産物をながめることがあるはずです。おお、今日の産物はいつもにも増して鼻にくるわ。さすがによく飲み食いしただけに、今日の産物は、作品と称するにふさわしいほどに威風堂々としておるわ。そうした様々な感慨をもってながめるはずです。

「そんな……、汚いものをわざわざながめたりしませんわ！」

などと気取ってはいけません。どんな淑女であろうと、たとえ高貴なお方であろうと、産物をながめ観察することは、自身の健康状態を知るために必要なことです。できるなら、家族合同で品評会を開いていただきたいほどに重要なことです。

ところであの産物はいったい何によって形作られて（人によって、健康状態によっては、なかなか形をなさない場合もありますが）いるのでしょう。たいていの方が、食べた食品のなれの果て、食物から栄養が抜けたカスだと考えているはずです。ところが事実はかなり違います。食物のカスの部分は全体量の約半分にしかすぎません。残りの半分は〝ご腸内の皆様〟のなれの果てなのです。

腸内微生物は、様々なビタミン、ホルモン、酵素などを作る働きをしながら世代交替をくり返していいます。そういう働きをしながら、宿主である人間に比ぶべくもない短い一生を終えると、代謝産物として宿主の体外に排泄されます。

その排泄にあたって、〝ご腸内〟の住人の相互関係、各々の生活状態が良好である場合には、悪臭のない良い状態の産物となるのです。

ところが何らかの原因によって〝ご腸内〟の環境が悪化すると、〝ご腸内の皆様〟もまっとうな生涯を送ることがむずかしくなり、その結果、様々な悪さをせざるを得なくなってしまいます。そうした悪さの結果が、悪臭であり、便秘や下痢となって表面化するのです。

ここでもう一度確認していただきたいのは、本来、健康な人の排泄する便は臭《くさ》くないということです。もしあなたが臭い便を排泄しているなら、悪臭そのものの原因となっている物質が便の中に含まれていることに気づいてください。

悪臭の原因となる物質は、あなたの腸内で微生物の行なう悪さ、すなわち異常発酵によって生成されているという事実をしっかりと認識しておきましょう。

ここで腸内微生物が悪さをしているために生成される物質を列挙しておきましょう。代表的なところはつぎの五つです。

硫化水素、アンモニア、アミン類、フェノール、インドール。

これらの物質は毒物です。もしあなたが臭い便、色の汚い便を排泄しているなら、これらの毒物が腸内で生成され、あなたの健康に大きな害を与えているのです。

五つの毒物の恐ろしい働き

ここで、五つの毒物がどんな働きをし、健康への悪影響を及ぼしているかについて書いておきましょう。

［硫化水素］

硫化水素はたいへんに臭い物質です。卵の腐ったときに出る、あの鼻のひん曲がるようなにおいの原因物質です。

一九八六年八月二一日に、アフリカのカメルーンで火口湖から流れ出た有毒ガスによって千数百人の人々が瞬時にして亡くなるという大惨事がありました。あの有毒ガスとは硫化水素のことです。大惨事の中、奇跡的に助かった一人の少年がテレビのインタビューに答えてこう語っていました。

「夜中、息苦しくなって目を覚ますと、ちょうど卵の腐ったような悪臭が漂っていた」

胃腸内異常発酵はこんなにも恐ろしい物質を、あなたの体の中で生成しているのです。当然この物質はあなたの腸壁から吸収され、血管を経由して各臓器をはじめ体の至るところに運ばれ、あなたの健康を蝕みます。

夫が肝臓の病気にかかっているという女性がこんなことをいっていました。

「私の主人はよくオナラをしますが、そのにおいというのが、ちょうど卵の腐ったときのにおいそのものです」

これまでの医学は、このオナラの臭さを〝肝臓病の結果〟と考えがちでした。しかし私の考えは違います。臭いにおいの原因である毒物が肝臓病という結果をもたらしている。これが私の考えです。

［アンモニア］
アンモニアのにおいは多くの方々が知っているはずです。とてもじゃないがまともに嗅げるにおいではありません。そんなにも臭いアンモニアも、〝ご腸内〟の環境が悪ければ、腸内微生物によって、タンパク質から、過剰に生成されます。
医学的にアンモニアガスが特に問題になるのは、重篤な肝臓病の場合です。肝臓病が末期の肝硬変となり、その病状がさらに進行すると、肝臓機能の低下のために血液中のアンモニアを分解解毒することができなくなります。したがって血中アンモニア濃度が上昇し、これを放置するとアンモニアの毒性が意識障害を引き起こし、患者は昏睡状態におちいります。これは肝性昏睡と呼ばれますが、この状態にまでなると、患者を回復させることはきわめてむずかしくなります。これほどではなくても肝臓の悪い人は血液中のアンモニア濃度が高くなりがちで、その結果、イライラしたり怒りっぽくなることが報告されています。

［ヒスタミン］
これも腸内微生物によって、タンパク質から生成されます。
皆さんの中には、鼻風邪をひいたりジンマシンが出たときなどに抗ヒスタミン剤を服用された方が多いと思います。ヒスタミンは湿疹、皮膚炎、ジンマシン、喘息などの誘因と考えられ、また肝臓の悪い人はヒスタミンの影響で胃潰瘍や十二指腸潰瘍にかかりやすくなるといわれています。こうした毒物を作る腸内の状態を放置しながら、抗ヒスタミン剤といった薬物の投薬で症状を抑えるばかりでは、本当の健康を手にできるわけがありません。

［ニトロソアミン］

健康の維持に興味のある方なら、この名にはおぞけ立つほどに不快な印象があるはずです。発ガン物質の代表的なものとして有名だからです。

ニトロソアミンは、水道水や野菜の中に、またハムやソーセージの発色剤の中に含まれている硝酸塩や亜硝酸から腸内微生物によって作られる物質で、胃ガン、大腸ガン、膀胱ガンなどを引き起こす重要な因子であると考えられています。

［フェノール］

フェノールとは石炭酸のことで消毒薬としても使われていますが、これを内服した場合には腐食性毒物となる有害物質です。これも腸内微生物によって生成されます。

ハツカネズミを使った研究によると、フェノールを塗布したネズミの皮膚には良性・悪性の腫瘍ができやすくなることから、ニトロソアミンと同様に発ガンの過程に深く関与していると考えられます。

［インドール］

タマネギの腐ったときに発する悪臭の原因物質であり、これもまた腸内微生物によって生成されます。インドールを餌にまぜて実験動物に与えると、白血病やリンパ腺の悪性腫瘍、さらには膀胱ガンなどを誘発することがわかっています。

以上のように、排泄便の悪臭の原因となっている物質には恐ろしい毒性があります。臭い便が当たり前のものと信じて、それを改善する努力をしないのは、すなわち腸内でこれらの毒物を生成している状態を放置しているということ。ガンをはじめとする重篤な病気にかからないほうが不思議です。いいかえれば、悪臭便は、

「あなたがいつまでもこんな臭い便を出していると、そのうち糖尿病や肝臓病やリウマチになりますよ。悪くするとガンになるかもしれません」

という警告を発しているのだと考えることができましょう。

いうまでもなく、長寿村の方々の排泄便には、このような有害物質がきわめて少ないのです。それは腸内の発酵状態が健全だからです。彼らが健康に毎日を暮らし、長寿をまっとうする最大の要因はここにあります。重ねて記しますが、私のこれまでの研究の結果によれば、特に食物に注意しなくても、〝良い水〟を摂取するだけで〝ご腸内の皆様〟の生活環境は改善され、異常発

酵がなくなり、排泄便はきれいな、悪臭のないものに変化するのです。

（『水で死ぬ』メタモル出版　より）

第四章　「水素豊富水」飲用体験集

○ 乳ガン

乳ガンからの転移も改善したと、神奈川県Hさん（二九歳女性）からの報告です。

友人のことでご報告します。乳ガンの知人に水素豊富水を飲んでいただいていたところ、なんと三日目で心臓と肺にたまっていた水がぬけてきたそうです。骨とリンパに転移していて、お医者様から見離されていたのですが、徐々に食欲もでてきて体力もついてきたそうです。

また、友人が病院で知り合った乳ガンの方も水素豊富水を飲み始めたところ、元気になってきたそうで、手術をしないで済むかも知れないと希望をもたれています。

○ 前立腺ガン

東京都Nさん（五八歳男性）から前立腺ガンの再発や転移も心配なしとの報告です。

私が前立腺ガンに罹っていることを発見したのは、二〇〇五年の暮れでした。ガンの中では比較的緊急度が低いということは分かりましたが、それでもガンはガン、いつ転移するかも知れないと思うと内心穏やかではありませんでした。

前立腺ガンの治療にはいくつかの選択肢があります。前立腺を摘出する手術、放射線、それとなにもしないで様子を見る経過観察です。

当初は手術のリスクを考え経過観察を選びました。ところが、前立腺ガンの腫瘍マーカーであるPSAが毎月一くらいずつ上昇するではありませんか。このままではガンの進行が速いと思い、放射線療法の中で比較的歴史の新しい、ブラキセラピー、日本語でいう「小線源療法」を選びました。これは、ごく小さいチタンカプセルに放射線物質を詰め、そのカプセルを六〇～八〇個くらい前立腺に留置し、時間をかけてガンをやっつけようというものです。

全部摘出手術だと、入院と自宅療養に全部で三ヵ月くらい必要となり、しかも勃起能力がかなりの確率で奪われるので、そういった心配が殆どないといわれるブラキセラピーを選んだのです。この療法を受けたのは、二〇〇六年の八月でした。その時のPSAは七・五二でした。

術後通常PSAは急激に降下し、その後、徐々に減衰していきます。一年後には殆どの方は一・〇を下回ります。ところが私の場合、このPSAが思うように下がりません。一年経った二〇〇七年八月になっても、三・〇二と高いままで医者も首を傾けていました。私も内心「ブラキセラピーは自分には効果の小さい、間違った選択ではなかったのか」と不安な日々でした。転移の心配が頭を離れません。

こうした中で、今年の一月に知人から水素水スティックを紹介されました。しかし、こんなものでガンが治るとは到底信じられません。暫くは放っておきました。

転機がきたのは今年の四月末です。たまたま水素水スティックを試した方々の体験を聞く機会があり、皆さんが口々に色々な効果があったことを話されました。その体験を聞くうちに「私もこの水素水スティックに賭けてみよう」と思い立ちました。

家では二リットルのペットボトルに三本のスティックを入れ、外出するときは五百ccボトルに二本スティックを入れたものを常時携帯し、一日二リットルを飲むように心がけました。そして、五月末の三ヵ月検診の日を迎えました。

まず血液検査です。一時間後、担当医に呼ばれて診察室に入ると、先生は満面の笑顔です。これまで毎回首をひねって「何で思うようにPSAが下がらないのだろう」と仰っていた先生が、初めて「Very Goodですね。」といわれたのです。それまで、三ヵ月ごとに〇・二くらいしかPSAが下がらなかったのが、一挙に一・〇も下がったのです。これを読まれている方にはピンとこないと思いますが、術後二年近く経つとPSAは殆ど下がらないのです。そういう中で一・〇も下がるというのは画期的で、先生も「何故この段階で一・〇も下がるのか分からないが、とにかく目出度い、これで前立腺ガンの再発や転移は心配ないでしょう」とのお墨付きが出ました。

水素豊富水を本格的に飲みだして、一ヵ月でPSAが劇的に下がったということになります。もう水素水は手放せなくなりました。もっともっと飲んで、いっそう健康な生活を楽しみたいと思っています。死の不安のない、健康に恵まれた生活がどれほど素晴らしいものか、水素水スティックにしみじみと感謝しております。

○ 子宮ガン細胞が消えた

二〇〇二年五月十四日のことですが、久しぶりのお客さんが大変うれしいニュースを持って当会を訪ねてみえたのです。訪ねてみえたのは茨城県の後藤さんご夫妻です。

お二人が最初にお見えになったのは二〇〇一年十月三日のことですが、その時は夫人が子宮ガンの末期状態ということでソケイ部のリンパ腺の張れもひどく医学的には最早打つ手がないと言われた程でした。子宮ガンの場合、どうしても性器出血が続くことになるため 貧血をきたすことになりますが、当日のご本人もやはり顔面蒼白といった状態で、茨城から東京に出てくるのもやっとの思いだった、という状態でした。

私はその時ご夫妻に対して、「私の提言は単に水を換えるだけのことに過ぎません。難行でも苦行でもありません。しかも、費用もガン克服策としては史上最低ともいえるものです。ともあれ、一・五〜二・〇リットル入りのペットボトルの水にスティックを三本投入して 一日あたり最低ボトル一本は空けるようにしてください」と申し上げただけです。

その後、時折電話で症状経過をお聞きしておりましたが、二〇〇二年三月二十日の電話で「昨日受けた病院の検査でガン細胞が確認できなくなった、ガン細胞は消えたようだと言われた」というのです。最初にお会いしてから半年近くが経った計算になるわけですが、先日に お会いした時には夫人はまったく別人のように血色良好、元気になっておいででした。
ところで、お二人はたいへん奇特な方で「自分たちはお陰ですっかり元気になれました。今後はガンで苦しんでいる人たちのお役に立てればと思います……ホームページ上で私どもの実名も住所も電話番号も全て明らかにしていただいて結構です。苦しんでいる人たちに、どうぞ私どもに電話をよこすように言ってあげてください」と申し出てくださったのです。

○メニエール症候群が治った

次は、難病とまでは言わないまでも厄介な病気として有名な「メニエール症候群」が快癒したとのN県のIさんからの体験談をご紹介することにしましょう。

こんばんは。私は、N県のIと申します。活性水素くんの効果……ということで、投稿させていただきます。(できれば、匿名でお願いします)
二年ほど前から、体調を崩してしまい、ちょっと無理をしただけで、元々持っていた「メニエール症候群」の症状であるめまいが、しょっちゅう出るようになっていました。
仕事を早退したり、ひどいときには休んだり……と、どんどん日常生活を営むのに不便になってきました。いろいろなサプリメントや、健康法などを試してみましたが、殆ど効かずじまい。

もう、諦めかけていました。

そして、ネット上で「活性水素」のことが出始め、ようやく手の届く金額の「活性水素くん」をみつけ、早速試してみました。正直言って、他のサプリメントと同じようなもんかな……と半信半疑だったのですが、飲み始めて一週間も経たないうちに、ここ二、三年感じることの無かった「パワー全開状態」が訪れたのです。

あまりにも早く効果が出たので、他にも要因があったのでは……？　と考えましたが、どう考えても、活性水素くん以外は浮かびませんでした。

今では、数年前の体力を取り戻した感じで、仕事に、家庭に、自分の力を出せて満足しています。週に二、三日は出ていためまいも、まったくありません。

あれ以来、自分が飲むのは当然として、夫、夫の両親、職場の同僚など、みんなに勧めて愛好者を増やしているところです。本当に、ありがとうございました。

「新しい水」(常時水素豊富水)の威力

「メニエール症候群」というのは、フランスの医師P．メニエール（一七九九〜一八六二）が最初に報告した「めまい、難聴、耳鳴り」などを主な愁訴、症状とする疾患で耳鼻科医泣かせの厄介な病気です。原因不明、治療法も確たるものがなく上述のIさんのように憂鬱な毎日を送ることを余儀なくされている人もたいへん多いのです。

ところが、私の理論では「メニエール症候群の原因も活性酸素」という結論になりますから、その対応策も簡単で黙って「水素豊富水」を摂取すればOKというわけです。

したがって、Iさんの治癒例も至極当然であるというのが私の結論なのです。

これが「水素発生ミネラル・スティック」でつくる「新しい水」(常時水素豊富水)の威力です。

といいますのも、「メニエール症候群」のような耳鼻科医泣かせの厄介な病気が一週間も経たないうちに消えてしまう……などという報告は、少なくとも過去十六年以上にわたって研究してきた還元水に関してはついぞ体験したことがないからです。

次も死に関わるとまではいきませんが、さりとてかなり厄介な症状の改善した例をご紹介することにしましょう。H県のIさんの体験談です。

○ 頑固な花粉症が治った

初めてお便りします。実は、私ども夫婦は先生の大ファンでして特に主人などは先生の著書十四冊を丸暗記するくらい繰り返し読んでいるほどです。

ところで、先週メルマガで厄介なメニエール病が治ったというメールを読みまして、最近私ども夫婦に起きたうれしい体験談をご報告することにします。

実は私自身二〇年も前から頑固なアレルギー性鼻炎に悩まされていたこともあり、十年前に先生の著書『小さな水があなたを救う』を読んだのがキッカケでアルカリイオン水の装置を取りつけました。その後も二度買い替えまして、お陰さまで大きな病気に罹ることもなく一家四人元気に過ごしてまいりましたが、私の花粉症だけは例外のようでどうしても完治するまでにはいきませんでした。

花粉症というのはつらいもので点鼻薬、点眼薬は欠かすことはできませんし、毎年春先など症状がひどくなると鼻づまりのため十分な睡眠を取ることもできず一日中頭がスッキリしない状態で過ごすことが多かったのです。

ところがです。ところが、信じられないことがついに起きたのです。ほとんど諦めかけていた花粉症が消えてしまったのです。

実は「元祖　活性水素くん」（「水素発生ミネラル・スティック」）は昨年九月から愛用していました。その後、鼻炎の症状もだんだん軽くなっていき内心では「あれ！　治ったのかな……」とも思ってはみたのですが、肝心の三、四月が過ぎるまでは油断はできないと恐るおそる様子をみていたのです。

ところが、その三月が過ぎ四月も過ぎ五月も終わろうとしているのに全く信じられないことに鼻炎の症状がまったく出ないのです。さらに、今年に入ってからは点鼻薬も点眼薬も一本も使っていないのです。

少々大げさですが二〇年間悩まされ続けた花粉症から解放され、今私の新しい人生が始まったという感じです。

○　いびきが消えた

それからもう一つ。これも信じがたいことなのですが、最近では主人がいびきをかかなくなったみたいなのです。主人のいびきは豪快そのものでまるで地響きがするようなひどい感じなのです。私ども夫婦は結婚歴三〇年近くになりますが、その間私は悩まされ続けでした。

普段寝室は別にしているのですが、たまに旅行などに行きますと同室に泊まることになりますので、その時は両耳には耳栓をして先に寝入ってしまわないことには大変だとばかりただひたすら就寝につとめるといった状態でした。ところがです。ところが、今年に入ってからというもの主人の豪快ないびきが聞こえてこないのです、まったく聞こえないというわけでもないのですが、いびきというより荒い寝息といった程度なのです。

「活性水素くん」(「水素発生ミネラル・スティック」)で私の花粉症が治ったというのは分からないでもないのですが、主人の決してハンパではない「いびき」がなぜ治ったのか、いまだに不思議でなりません。

同じような体験談の報告は、ほかにもあるのでしょうか?

話は変わりますが、ＮＨＫラジオ第一放送に「ラジオ深夜便」という番組があります。毎夜十一過ぎから翌朝五時まで続く深夜番組ですが、ある夜たまたま聞いておりましたところ、ある大学の名誉教授のお話で「人間―この愚かなるもの」と題する番組が二夜にわたって放送されました。その「人間―この愚かなるもの」というタイトルを耳にして、私は「なるほど。言われる通りだな、確かにその通りだ……」と妙に感じ入ってしまったのです。といいますのは、私にも次のような経験があるからです。

○　証拠とは何か

私の提言は極めて単純なもので要約しますと以下のようになります。

（一）地球上の水は、原則として水素の抜け去った後の水、「水素欠乏水」に過ぎない。

（二）「水素欠乏水」に依存している限り、生物にとって病気は一種の宿命とならざるをえないであろう。なぜなら水素欠乏水は、生物を病気に追い込む元凶である「活性酸素」を消去するには所詮不十分な水に過ぎないからである。

（三）これに対して、将来生物が「水素豊富水」に依存するようになるとき。生物にとって病気は最早宿命ではなくなるであろう。なぜなら、水素豊富水は生物を病気に追い込む元凶である「活性酸素」を十二分に消去しうると考えられるからである。

（四）結論

右記の論理から、「人類の生んだ医学とは所詮『水素欠乏水』依存を前提として構築された一種の虚構（フィクション）に過ぎない」と私（林秀光）は結論するのである。

そこで、次のような質問が寄せられることになります。

すなわち、「人類医学は虚構に過ぎない、というのであれば……その証拠を見せろ」というわけです。

○ 証拠はあるのに治らない

そこで、私の方としては次のような反論あるいは問題提起をせざるをえないのです。

現在、我が国の厚生省が認可している薬剤がざっと一万四千種類あります。

すなわち、糖尿病に有効……肝臓疾患に有効……心臓疾患に有効……消化器疾患に有効……であるとの一応の「証拠のある」薬剤が一万種類以上も用意されているというわけです。ではなぜ、「糖尿病人口は予備軍含めて一六二〇万人……」などというまるでマンガみたいな現状に甘んじなければならないのでしょうか？

糖尿病人口一六二〇万人という現状を招いた現代医学とは一体何物でしょうか。糖尿病に有効であると証明された薬剤の証拠とは一体何の証拠を意味しているのでしょうか。

ここで、冒頭の名誉教授の言葉が思い起こされるのです。

曰く、「私たちは何かといえばすぐ証拠を出せ、証明してみせろ……という言葉を使うが、愚かなる人間にとってはこの宇宙の神秘に対し何らの証拠も出せなければ、証明などできっこないのである。せいぜいのところ、近似値どまりが関の山である」。

多くの人は「糖尿病に有効であると証明された薬剤です」と主張するのですが、私の考えでは「糖尿病に有効であると証明された薬剤」で糖尿病を治せないとき、その薬剤は少なくとも「糖尿病に有効であると証明された」ことにはならないということなのです。

次に、スティック愛用者から最近寄せられた体験談を二例ご紹介することにします。

○ 肩こりとメニエールが治った

とっても、いい製品ありがとうございます。

私は四月下旬より、使わせていただいています。実は、はじめて、一ヵ月間くらい、全く便秘が治らなかったんです。他のいい反応は、ありすぎるくらい、あったんですが。

肌と髪はつやつや、学生時代よりずっとありました肩こりが無くなって、一番驚いたのはメニエールでしたでしょうか。ふらふらするのが、うそのように、治りまして。

話は戻りまして、便秘だけは逆に悪くなった気がしました。サプリメントが悪いと聞きまして、すぐやめても改善されず。他にずっと毎日摂取していた物がありまして。キシリトールガム、シュガーレスの飴などです。まさか、これが悪いとは思いませんでした。

これを止めたとたん、驚きました。これもそのようにお通じが良くなりました。今も、毎日あります。他の方も、もしかしたら、効き目が無い人がいるかもしれません。こういう方に、シュガーレスのものを、止めるように言って頂いても良いかもしれません。

お知らせしたくて、メール致しました。

○ペットの副腎腫瘍

以下は大阪のMさんからのメールです。あなたはこのメールから何を学ばれるでしょうか？

「……先ほど先生にご相談申し上げましたフェレットは、四年ほど前にうちに来ましたが、当時はまだ今ほど知られていない動物で、ペットショップでも扱っているところが少なかったのです。雌は発情期になっても交尾をさせないと死んでしまう事、一度に沢山の子供を産むのと、臭腺を除去しないと一般家庭では飼育しにくいとの事で、輸入されてくる生後二ヵ月の生体の殆どが雌雄共去勢手術をされてくるということを飼ってから知りました。去勢手術により、三年前後でほぼ全部の生体が副腎腫瘍という病気にかかると報告されているそうで、ペットショップではこんな事を言うはずもありませんでした。この情報は、うちに飼ってるフェレットが副腎腫瘍の疑いがあると病院で言われて、慌てて調べて得た情報です。雌の場合がかかりやすく、去勢手術時の卵巣の取り残しなども原因だと言われているようですが、このような病気は人間が作り出した病気であります。

私はなんとかして、手術せずにこの病気を治したいと思いましたが、とてもそのような前例はありません。少なくとも、手術をせずにこの子達に苦痛でない一生を送らせてあげたいと思いました。フェレットという動物は、鳴いたり吠えたりもできない、本当に彼等の状態を掴むにはよく観察してあげることしかありません。犬や猫のように、鳴いてみたり訴えてみたりということは出来ない動物なのでよけい不憫でなりません。

春には、右の腹部に手で触ってわかるパチンコ玉大のしこりがありました。近くの獣医さんには、左の腫瘍は簡単に除去できるが、右の腫瘍は毛細血管の中に埋もれている可能性が大きいので、手術しても除去できないかも知れないと言われました。

その前に、超音波の検査をするのですが、全身麻酔での検査になるので、その麻酔で死んでしまう可能性もあると言われました。尻尾の裏の毛が抜けて、ネズミの毛のようになり、痛みは無いようですが背中も毛が薄くなってきました。病院から貰っていたビタミンEとFの粉を飲ませていましたが、効いているのかどうかはわかりませんでした。

七月になれば、毎年ワクチンの予防接種に行っているので、また手術を薦められるのかなあと思っていたところ、先生の水素水スティックに出会いました。私が二本使い、一本をフェレットの水ボトルに入れておきました。フェレットは食べたものが1時間ほどで消化してすぐウンチになります。最近になって、フェレットのお腹のしこりがなくなっているのに気が付きました。背中の毛はまだ生え揃っていないものの、尻尾の毛は元気な頃のようにボーボーに生えてきました。獣医の先生はびっくりしましたが「管理が良いのでしょうね。普通なら、もうとっくに死んでいるはずなのにね」で終わりました。

普通なら、頭以外の毛が全部抜け落ちてネズミのようになったフェレットを抱っこしていないといけないはずでした。ウンチが少し柔らかいので、これでよいものか、お電話でお訊きしようと思いました。先生にご教授戴きました通り、毎朝与えていたビタミンを止めて明日からは水素水スティックだけでいきます。私などは、自分の体で水素水スティックのすばらしさを実感しております。超小型スティックなどが出来ましたなれば、差し歯の裏に埋め込みたいぐらい頼もしく思っています。本当にありがとうございました」

右の記述から一、十を学ぶか。あるいは百、千を学ぶか。あなたの自由であります。

○簡単禁煙法

現代はまさに喫煙者受難の時代であると申せましょう。まるで、中世ヨーロッパを席巻した一種「魔女狩り」に似た風潮を感じないでもありません。

二〇〇二年末ニューヨークの新市長に就任したブルームバーグ氏は、先週タバコの価格をなんと一箱七・七五ドル（約九〇〇〇円—日本のそれの約四倍）という全米一、恐らく世界一高い価格に値上げすると同時に、記者会見で「タバコを吸う人間は愚か者（stupid）だ」と吐いて捨てるような調子で喫煙者を罵倒しておりました。

喫煙者にしてみれば、「では何かいブルームバーグ……タバコを吸わない人間はすべて頭脳明晰で秀才揃いだとでも言う気かい……」との嫌みの一言も言いたくなろうというものです。

ところで、私がここで申し述べたいことは「禁煙など簡単にできますよ……」というアドヴァイスなのです。

○ 禁煙は簡単である

英国の社会諷刺家バーナード・ショウは「禁煙など極めて簡単なことである。その証拠に私は過去何十回にもわたって禁煙に成功した……」という有名な言葉を残したそうですが、このような意味ではなく正真正銘禁煙は簡単なことなのです。

私はなにもブルームバーグ市長ほど強烈に「禁煙のすすめ」を説くつもりもありませんが、「世の中の風潮喫煙者にとり必ずしも利あらず、望むらくは我もいずれ禁煙いたしたし……」とお考えの方で　現在「水素豊富水」を愛飲しておられるスモーカーは是非そのままで気軽に禁煙にトライしてみてください。あっけない程簡単に禁煙に成功する筈です。実を申しますと、私自身〇二年八月の夏期休暇中に軽い気持ちで禁煙にトライしてみたところ、そのままスンナリ成功してしまったという次第です。

何せ大学入学以来四十数年間続いた喫煙生活と極めて簡単に絶縁できたというわけですが、ではなぜこのように容易に実現できたかについて考えてみることにしましょう。

○血中濃度が急減する

一般に禁煙は難しいと考えられていますが、その理由について考えてみましょう。

禁煙をスタートしますと、当然のことですがニコチンの血中濃度は日一日と低下していくことになります。このとき殆どの場合、ニコチンの血中濃度はゆっくりと低下していくことになりますが、このように血中濃度の低下が徐々に進む場合、その途中で猛烈な喫煙願望が起きてくることになるのです。いわゆる禁断症状の発現という現象です。

言い換えますと、もしニコチンの血中濃度の低下が急激に起きるとしますと、特有の喫煙願望も起きないということになります、つまり禁断症状の起きる暇もなくなるということになるわけです。これが、私の達した「禁煙は簡単である」という結論の根拠です。

ところで私がなぜこのような結論に達したかといいますと、八五年以来昨年まで十六年間に及んだ還元水（一時的水素豊富水）の効果に比べて、私のいう「常時水素豊富水」の効果の発現が極めて早いことを知ったからです。糖尿病の場合のブドウ糖の血中濃度の低下にせよ痛風の場合の尿酸値の低下にせよ、その低下速度が全く違うという実感を得たからなのです。

風林火山ではありませんが、その効果の発現の程度は「疾きこと風の如し」とでも表現できようというのが私の率直な印象なのです。

○簡単節酒法

次は大阪のKさんからのメールです。

「水素豊富水を飲み始めて一週間、体が軽くなった気がした。あまり疲れなくなった。不思議に思うのは、毎日飲まずにはいられなかった酒も、飲まなくなり、パソコン、読書、いろいろと建設的なものに興味が湧いてきた。……」といった内容です。

なお、私の回答は以下の通りです。

「メール有り難うございました。ところで、今回の貴方のご指摘は大きな示唆を含んだものだと考えております。と申しますのも、当会には次のようなまさに不思議……と表現するほかない体験談、経験談が多数寄せられているからです。例えば、耳垢《あか》がたくさん出てきて、耳の中がきれいになった……ヘソのゴマがゾロゾロ出てきてお陰でヘソの中がきれいになった……十年以上も前から左耳たぶの下に脂肪の塊が出来ていたのが、いつの間にかきれいに消えていた（医学的にはアテローマ atheroma と呼ばれ自然に消えることはまずない）……子どもの頃患った中耳炎、内耳炎の影響でその後ずっと耳の中がジクジクと湿っていたのが最近ではスッカリ乾燥してしまった……」といったような体験談です。

○問題は習慣性

ご承知のように喫煙にせよ飲酒にせよ問題はその習慣性にあります。つまり、「吸わずにはいられない、飲まずにはいられない」といった状態に追い込まれるというわけです。

ところが、メールにあるように飲酒の習慣性が案外簡単に克服できてしまうのです。

「毎日の晩酌だけは欠かせない……」という人も是非一度試してみてください。不思議なことに、たとえ晩酌をやらなくともその夜は案外スンナリと就寝できる筈です。

ところで、もし「習慣性がなくなる……」となると実はとんでもないことになります。

いま私の脳裏にある考えを正直にいいますと実は薬物依存症、つまり「ドラッグ（覚醒剤中毒症）の問題があるいは解決できるかも知れない」という期待なのです。

○ 習慣性がなくなれば……

喫煙や飲酒と同様ドラッグの最大の問題はその習慣性にあります。つまり、「吸わずにはいられない、注たずにはいられない、なしでは耐えられない」のがドラッグなのです。ところが、水素豊富水を常飲することによってドラッグの習慣性がなくなってしまう、禁断症状が出ない……ということにでもなれば、まさに画期的な出来事だということになりましょう。というのも、習慣性が起きなければドラッグなど恐くも何ともなくなるからです。さらには、Kさんのメールにあるように「吸わずにはいられなかった覚醒剤も、吸わなくなり……」といったことにもなりうるからです。

そうなれば、ドラッグの問題は一挙に解決、人類にとっての福音になるという訳です。さて、ここに述べたような私の見解も多くの人には「？？？」といったところでしょう。

ところが、「ドラッグも水素欠乏水を前提としているから問題になるのであって、水素豊富水を前提とするとき最早問題とはならないだろう」というのが私の大胆な推論なのです。

言い換えますと、従来の「一時的水素豊富水」（還元水）とは全く異なり、「常時水素豊富水」のインパクトにはそれほど大きなものがあるということなのです。

○女性と水素豊富水

水素発生ミネラル・スティックを購入された方々には一つの大きな特徴があります。それは、購入者の実に八割までが女性軍だという際立った特徴です。住宅メーカーも自動車メーカーも、「女性のハートをつかまなければ成功は望めない」と言われていることは私も聞いておりましたが、その事実を今回図らずも実感するに至ったという次第です。

そこで、スティックの愛用者が圧倒的に女性軍であるとの事実を肝に銘じ、「女性と水素豊富水」というテーマの下に話を進めることにしたいと考えます。

これまでも時折触れてきましたが、結論から申しますと「すべての女性にとっての生来の願望である若さ、美しさ、健康、長寿……の維持は、水素によって簡単容易に実現できる」という一言に尽きます。では、順を追って説明することにしましょう。

○素肌美人をつくる

水素豊富水を少し手にとって手のひら、甲にのばしてみてください。即座に皮膚がツルツル、スベスベした感じになっていることに気づく筈です。さらに、顔や首筋にものばしてみてください。お肌の調子が今までとはスッカリ違うことに気づくことでしょう。

実を申しますと、「水素豊富水はお肌に抜群にいい」ということで女性の間には大好評なのです。さらに女性の愛用者からの情報によりますと、クエン酸の粉末をごく微量加えた水素豊富水で洗顔するといっそうお肌の調子が良くなるとのことです。乾燥肌、脂漏性肌（あぶら性）、シワやシミなどお肌のトラブルに悩んでいる方は是非お試しください。

シミはどんどん薄くなっていきますし、毎日の洗顔が楽しくなること請け合いです。

ところで、箱根にNさんという水素豊富水の大ファンがいらっしゃいます。この方はたしか今年還暦を迎えるという男性ですが、最近次のようなメッセージを頂きました。

「私は山歩きを日課にしている者ですが、驚いたことには今年の夏は日焼けというものが全くありませんでした。その秘訣というのは、水素豊富水を詰めた小さな容器を持ち歩き、時折顔面に噴霧してやるという方法です。なお、この方法は虫さされにも有効です」との内容でした。

ＵＶクリーム、美白クリーム……というのが現在化粧品界のヒット商品になっているようですが、水素豊富水の右に出るものはない筈です。

○ 白髪の減少

「水素豊富水を洗髪後のすすぎ水に使うと白髪が減ってくる……」との報告も数多く寄せられています。私自身の経験でも、いまのところ脱毛の気配は全くありませんしこの一年間で白髪は半減したように感じられます。

さて、シワやシミなどの皮膚の老化、日焼けなどの炎症、また脱毛、白髪の増加などの犯人は「活性酸素」（による強力な酸化障害）にあります。したがって、活性酸素による酸化障害を未然に防止する、早期に防いでやるようにすれば、大幅にその害を抑制することができるのです。そのための最高の切り札が「水素」だというわけです。

水素（みなもと）こそ、美しい肌、水みずしい肌の「みなもと」であることをご理解ください。

○ 便秘・悪臭便の解消

一般に女性の七割近くが便秘に悩んでいるといわれますが、これも私に言わせればその最大の原因は「水素欠乏水（水道水……）」の飲用にあるのだということになります。

その証拠には、水素欠乏水を「水素豊富水」に換えてやることによって、便秘など簡単に解消してしまうからです。ところが現状はといいますと、肝心かなめの飲料水の方は水素欠乏水のままで、やれ漢方薬だ、それ和漢の生薬だ、いやピンクの小粒だ……といっては大騒ぎしているのです。私の表現を使いますと、「水素」こそ便秘（便秘だけでなく全ての病状・病気）にとっての最良のクスリだということになるわけです。

なにせ水素豊富水に換えてやれば、便秘どころか毎日二、三回のお通じを見るようになります。それよりも驚くことは、排泄便の悪臭が激減しまるで母乳栄養児のウンチのような明るい色の軟らかい「きれいな便」の排泄を見るようになることです。なおそれと平行して、尿の色も薄くなり特有の臭いもだんだん気にならなくなっていくのです。

◯ 口臭、体臭、腋臭《わきが》の減少

また、汗の臭いもどんどん薄くなっていきます。女性の中には体臭のことで人知れず悩んでいる人も多いようですが、これもどんどん消えていきますので是非試してみてください。

次のようなメールが届きましたのでご紹介しましょう。

「悪臭が消えました。恥ずかしいのですが、自分でも臭いと思うほどのオナラが臭くないのです。活性水素くんのおかげです。ありがとうございます。においと言えば、主人の寝息が私の顔に当たると思わず背中を向けていました。それほど臭《くさ》いにおいがしていましたが、それもなくなりました。自分でも気づかない口臭も消えているとなったら、とってもうれしいです。……水素豊富水を飲んで病気の再発を防げるのでは、と思えることがとても幸せです。」

といった内容です。

また、高校を卒業したばかりの若い女性から次のような深刻な悩みの相談を受けたこともあります。それは、本人の腋臭《わきが》が余りにも強烈なため普通の職場には就職できなかったというのです。そのため、やむなくガソリンスタンドで働くことになったというわけですが、水素豊富水の飲用を始めたところ二、三ヵ月後にはさしもの腋臭も気にする程のことではなくなってきたというわけで母親共々お礼を言われたという次第です。

◯出口は四ヵ所

ところで、口から取り入れた飲食物が肛門から排泄されたとき百年の恋も一度に冷めるような「悪臭便」であるとき、専門用語では消化管内では「胃腸内異常発酵」が起きているといいます。これは、飲食物の中の主としてタンパク質が腸内微生物によって腐敗に追い込まれ、硫化水素・アンモニア・ヒスタミン・インドール・フェノール・ニトロソアミンなどの腐敗性代謝産物が産生される現象ですが、これらの物質は悪臭を放つ有毒性の物質でいずれも病原性・発ガン性を有しているのです。

これらの有害物質や代謝老廃物の出口は四ヵ所（呼気、汗、便、尿）しかありませんから、それぞれ口臭・体臭（腋臭）・悪臭便・悪臭尿として排泄されることになるわけです。

ところが、その悪臭をまるで魔法のように消してくれるのが我らの強い味方「水素（みなもと）くん」だというわけです。

○生理不順、更年期症状の解消

若い女性の間では生理不順、中年以降の女性においては更年期障害というのが大きな悩みだといえましょう。言うまでもなく、これらの症状は女性ホルモン（卵胞ホルモン、黄体ホルモン）のアンバランスによって生じると考えられていますが、これらの愁訴、症状を簡単に解消してくれるのが実は「水素豊富水」なのです。

これまでに寄せられた体験談からも生理不順にせよ更年期症状にせよ、水素豊富水に換えると最初の一、二ヵ月でそれらの症状が改善している例が大半なのです。多くの女性にとっては「まさか?!」といった反応を示すことでしょうが、事実なのですから正直に申しあげるほかありません。

ところで、「まさか?!」という反応しか示せない人はその論理的根拠が理解できないからに過ぎません。換言しますと、その論理さえ分かれば「なるほど！」となる筈です。

では、その論理的根拠について説明することにしましょう。

要するに、生理不順や更年期障害などの「目に見える症状」を引き起こしている原因は、それらの症状の根底に起きている「目に見えない反応」にあるのです。

ところで、この「目に見えない反応」の正体とは実は、「活性酸素対活性水素」の一騎打ちなのです。この一騎打ちにおいて、活性酸素が優勢になれば生理不順や更年期障害の症状となって現れることになります。

逆に、活性水素の方が優勢になれば生理不順も更年期障害も発症しません。また、発症している場合でも活性水素が優勢になるにつれやがて解消していくことになるのです。

○冷え性・低血圧・不定愁訴

その他女性に特有の症状としてよく言われるのに冷え性があります、冬はもちろん夏でも靴下をはかないことには眠れないという女性は決して少なくないようです。

ところが、これも水素豊富水の導入によって極めて簡単に解消してしまうのです。

そのほか、低血圧症や眩暈《めまい》・立ちくらみ・のぼせ・貧血症状……などの不定愁訴も同様に短期間に解消してしまいます。その論拠も、前に述べたのと同様にその正体は「活性酸素対活性水素」の戦いにあるのです。

したがって、水素豊富水によって活性水素優位状態にすれば、それらの症状が雲散霧消してしまうのは当然なのです。

○妊娠と出産

さて、女性にとって一生の大仕事といえばやはり妊娠と出産だといえましょう。

ところで、この妊娠と出産が女性を痔疾に追い込む最大の元凶なのです。

なにせ、妊娠後期に入りますと胎児はどんどん大きくなりますし出産近くともなりますと三キロ以上もの重さの胎児をお腹の中に抱え続けることになるのですからどうしても便秘がちになります。

また出産時には最大級の腹圧がかかることにもなります。これではむしろ、便秘にならない方が不思議だということにもなりましょう。

女性はもともと男性に比べて便秘になる割合が多いと言われておりますし、既述のような女性特有のハンディもありますので人知れず便秘で悩んでいる方も多いのではないでしょうか。ところが、水素豊富水の飲用を始めますと便秘は簡単に解決してしまいます。

一週間もしないうちに固かった便は軟らかい便に変わりますので排便はうんと楽になり（腹圧をかける必要など殆どなくなります）、排便時間もほんの二、三分で済み、便の悪臭も消えてしまいます。したがってまた、痔疾患もぐんぐん改善に向かうことになるのです。水素豊富水は女性にとっての強い味方だということがいえるのです（「水素発生ミネラル・スティック」が圧倒的に女性軍に人気がある理由もうなずけます）。

○ 共通の現象と四つの特徴

ところで、妊娠初期のつわりにせよ中期、後期の妊娠中毒症の症状にせよ、それらの症状の改善、解消の前に必ず見られる、ある「共通の現象」があります。

それはほかならぬ「胃腸内異常発酵」の改善という現象です。つまり、それまでの頑固な便秘が解消する、したがってまたそれまで排泄していた便の悪臭が消えてしまい「きれいな便」に一変してしまうといった明瞭な変化です。

それまで排泄していた「百年の恋も一度に冷めるような悪臭便」が、まるで「母乳栄養児のウンチ」のような軟らかい明るい色のきれいな便に激変してしまうのです。妊婦さんはただでさえ便秘になりがちだといえます。ところが、水素豊富水の飲用によってこの便秘の症状が徐々に改善していくにつれ、つわりや中毒症の症状も消えていくのです。

水素豊富水を常飲する妊婦さんの体験談、経験談を要約しますと次のようになります。

第一に、すでに述べたように妊娠初期のつわり、さらには中期・後期の中毒症の発症が殆ど見られません。

二つ、お産そのものがたいへん軽く、殆どが満期安産なのです。

三つに、出産後は母乳の分泌が極めて良好で人工授乳の必要性が殆どないという妊婦さんが多いのです。

四つに、肝心の新生児の方ですが身体的のみならず知能的にも発育が極めて良好である事実が指摘できるのです。

◯ 受精卵と「水」

母体内に宿った直径わずか四分の一ミリという一個の受精卵が（まことに驚くべきことだと言わねばなりませんが）、二百八十日後には身長五十cm、体重三千gの立派な新生児としてこの世に誕生することになります。

ところで、この受精卵の実に九割以上が「水」によって占められているのです。

従ってごく素直に考えて、この「水」の性状――受精卵の発育を阻害する「活性酸素」の消去にどこまで有効に作用しうるか――が、二百八十日間に及ぶ受精卵の発育の帰趨を決めるに違いない、と考えざるをえないのです。

○ 生理不順

（1）生理不順が起きるのは女性ホルモン（黄体ホルモン、卵胞ホルモン）のバランスが崩れるからである。
（2）女性ホルモンのバランスの崩れの原因は「活性酸素」による酸化障害にある。
（3）ところで、「水素欠乏水」（水素の抜け去った水道水、自然水、ミネラルウォーターなど）は、症状（生理不順）を引き起こす活性酸素を処理するには不十分な水である。
（4）これに比べ、「水素豊富水」は症状（生理不順）を引き起こす元凶である活性酸素を処理するのに十分に有効な水である。

右の生理不順を他の病名に置き換えても同じように説明できます。

○ 美肌美白効果

現在は美肌クリーム、美白クリームというのが化粧品業界の最大のトピックだそうで大変な売れ筋商品だとのことですが、これも「水素欠乏水」を前提としていたのでは「労多くして、効少なし」というのが実態ではないかと思われます。

これに対して、「水素豊富水」は外用として用いても美肌効果、美白効果が抜群の水だというのが女性愛用者の一致した体験だといえますから日焼け、シミ……などでお悩みの女性は是非試してみてください。一、二週間もしないうちにお肌が変わった（若返った）ことを実感されるはずです。

ところで種明かしをしますと、花粉症の過敏症状を引き起こすのも、皮膚の炎症やただれ、さらには皮膚の日焼けやシミ……などを引き起こすのも、その犯人は「活性酸素」にあるのです。

したがって、活性酸素さえ抑え込んでしまえば一件落着となる理屈ですが、その最良の切り札が実は「水素」（を豊富に含んだ水）だというわけです。

○　事実が先に　理論は後から生まれた

さて、「女性と水素豊富水」というテーマでいろいろ述べてきましたが、それらはいずれも過去観察した「事実」をそのまま記載したに過ぎません。

すなわち、飲料水をそれまで飲んでいた「水素欠乏水」（水道水、自然水、ミネラルウォーターなど）から「水素豊富水」に換えてみたところ、多くの女性たちが過去長年にわたって苦しんできた生理不順から解放されてしまったという「事実」をそのまま記載したに過ぎません。

たとえば、大阪に住むMさんから次のようなメールが届きました。

「……最近嬉しいことがありました。娘の生理が不規則で三ヵ月無かったり滅茶苦茶でしたが今は一ヵ月に一回の周期にさだまりそうです。……水素くんをのみ出してから三ヵ月目です。水素くんの効き目を感じています……」といった内容です。

繰り返しになりますが、最初にあったのはあくまでも「水素豊富水の飲用によってそれまでの生理不順が消えてしまった」という女性たちの体験した「事実」なのです。

「では、なぜそのような改善が起きたのか」。つまり、「水素の抜けた水」を「水素の豊富な水」に換えただけでなぜ生理不順の症状が消えてしまうのか、という疑問に対する理論の構築です。

例えてみますと、次のようになります。

（1）先ず、リンゴの落下という「事実」が先にあったのです。

（2）その後、リンゴの落下という事実を説明するために万有引力の法則という「理論」が後から生まれたのです。あくまでも事実が先で理論は後なのです。

（3）言い換えますと、リンゴの落下という「事実」を認めないことには、いつまで経っても万有引力の法則という「理論」は生まれっこない、ということなのです。

◯ グランド・キャニオンに挑戦

米国アリゾナ州北部にあるグランド・キャニオン（峡谷）は、長さ四四六km、幅六～二九km、断崖の深さ（最深部）一二〇〇mと記されています。

ところでこの峡谷を大胆にも徒歩で往復したという冒険談が水素スティックの愛用者Jさん一家から寄せられました。原文の雰囲気を生かしつつ要約してみましょう。

――水素スティックは実に素晴らしい。本当に驚きです。体力はぐんと向上し、血圧も下降しました。皮膚は若返り、疲労の回復も早く、日焼けにも強くなったようです。

では先週末に決行した我々一家のグランド・キャニオン踏破について報告します。

一行九人（大人四人と子供五人）は峡谷の南縁部から出発、谷底に向かって降りて行きました。水一リットルにスティック三本投入のボトルを各自二本ずつ携帯、私は補充用の水を入れた大きな容器二個を持参したため背中の荷物は約一〇キロを越えました。子供たちには出発前に水素水の概略について説明、試飲させておきましたのでみんな喜んで飲んでくれたのですが、大人たち（兄、姉、義理の兄の三人）は例によって、「どうせ新手のインチキ健康グッズの類だろう」と考えたらしく、一滴も飲もうとはしませんでした。

我々は正午に峡谷を降り始めたのですが、気温は高く空気は乾燥、太陽の光はまるで焼けつくようでしたので二〇分ごとに休憩をとり水の補給を行いました。一方、大人たちも普通の水は持参していたのですが、峡谷を三分の一ばかり降りた地点で早くも全員がギブアップ、引っ返して行きました。そこで彼らが持参していた水の残りを貰い受け、私は子供たち五人と一緒に下降を続け、遂にたった半日で谷底までの往復を果した次第です。

要した時間は計七時間。食料は不十分で各自サンドウィッチ一個とピスタチオナッツが少々。出発地点に帰り着く一マイルも手前で飲み水もなくなったのです。子供たちの年齢はそれぞれ一〇、一三、一七歳、それに一九歳の双子の計五人で私は五〇歳です。

ところで信じがたい話というのは、峡谷を降りて行く途中出会った管理事務所の女性に「ここから谷底までの距離はどれ位でしょうか？」と尋ねたときの彼女の答は「たった一日で往復するですって？　無茶な話です。とても不可能ですよ」だったのです。ところが実際にはゆっくり正午頃出発したのに五人とも無事不可能を成し遂げたという次第です。

しかも、信じられないでしょうが一番元気だったのは最年少の一〇歳の子でした。

私の言いたいことは、スティックが本当に役に立ったことです。スティックはまさに奇跡です。いまではこの特殊な水なくしての生活は一日たりとて想像できません。

子供たちの様子を見ていた大人たちも今では水素スティックの大ファンになりました。

そこで私は兄、姉、母親にそれぞれ一本ずつスティックを進呈した次第です。

お陰で世界最高ともいえる健康の素晴らしさに出合うことができました。有り難う。

(Thanks for introducing me to the most tremendous health miracle in the world.)

＊私たちは四六時中酸素に取り巻かれて生きているのです。にも拘わらず、これまでの病気予防・健康維持法では酸素のもたらす深刻な被害について殆ど考えてきませんでした。これでは期待したような成果が得られなかったのも当然だといえるのです（林秀光）。

◯ ロシアで紹介された林理論

ロシア（旧ソ連）という国は伝統的に水研究の進んだ国として世界的に有名です。一九七五年に翻訳出版された『水の世界―地球から宇宙へその姿を探る』（講談社ブルーバックス B. Ф. デルプゴリツ著）という新書本が当時ベストセラーになりました。

さて私どものスティックの愛用者の一人にKさんという方がいますが、この方は大学のロシア語学科の出身で若い時分はソ連の首都モスクワの目抜き通りに事務所を構えロシアの友人たちと協同でバリバリ仕事をしてきたという経歴の持ち主です。

ところでKさんの仕事仲間でハバロフスク在住のロシア人からKさんが普段手にしている「スティック入りの水」のことを尋ねられたそうです。

そこで水素豊富水のあらましを説明し、試しにスティックをプレゼントしたところ彼はスティックの大ファンになり、とうとうハバロフスクでスティックの輸入販売を始めたいという話に発展、昨年末私どものスティックがハバロフスクに上陸することになったという次第です。そして先月その友人から連絡があり現地の新聞に私（林秀光）の提唱している理論が紹介されたというのです。Kさんの翻訳文で要点をご紹介しましょう。

○水素で人体を救助

……一九八七年から長寿問題と取り組んでいるロシアの医師、蘇生学専門医のV・ヴォルコフをはじめ多くの医師の意見を取りまとめると、プロトン（陽子）を多く含んだ水素でもって人命を救助できるものと考えられている。プロトンは人体にとって無害であり、水素は人体の生命力に反応する細胞の一部であるミトコンドリアをよみがえらせる。

一九八八年、旧ソ連邦薬理学委員会は二月二二日付２５２４／７９１号決議で水素の利用を法律化した。水素飽和水による治療はロシアでは注射方式で行われていたが、治療期間は長くかかり、治療費は高価なものであった。……日本の林医師は水素飽和水に関するフォーラムで、人間にとり有効な水素飽和水を生産するための設備は世界には多くあるが規模ばかり大きくて多額の開発費用を要するものであることを明らかにした。……宇宙で最も軽い気体である水素は、地球上の水の中には含まれていないのである。……ところが、林医師と研究グループはこの問題の解決に成功したのである。各家庭で手軽に水素飽和水を作って飲むことのできる、日本の人たちの健康を取り戻すことのできる小型軽量で携帯可能な装置を開発し、特許登録まで行っていたのである。……

これは全く奇跡的（！）な出来事だといえるのである。……

＊　＊　＊

さて残念ながら日本においては未だこのような高い評価は受けた記憶がありません。ところでよく指摘されることですが、一部の天才は別として日本人一般の知的レベルの高さは世界一だということでしょうか、国内の医師たちが評価するずっと以前に一般の人たちの方が素直に林の主張に賛同、その提言の普及にサポーター役（私のいう隠れキリシタン）を果たしてくれているというのが現状だといえるのです。

○　アメリカからスティック使用の便り

第一例　元はといえば、私が水素スティックを購入したのは持病の糖尿病の助けになるかしらとの考えからですが、一週間後には素晴らしい結果を示してくれたのです。

早朝起床時の血糖値は二四下がりました、ドクターに報告するのが待ち遠しくてなりません。

それに朝起きた時の頭はスッキリです。数年前から続いていた霧のかかったようなボンヤリした気分は最早ありません。あら、最も大きな驚きを言い忘れるところでしたわ。一週間で五ポンドも体重が落ちたのです。私はすっかり変わってしまったと友人たちは言うのです。本当にほんとうに有り難う。

JW．ワシントン州在住

第二例　こんなに早く再注文している自分自身を見て驚いています。笑い話ですが、実は一日だけ水素豊富水スティックを家内に試させてみたのです……たった一日だけですよ……すると彼女はスティックを仕事場に持っていってしまい、全然返してくれようとはしないのです。彼女のいうには、腸の具合がスッカリ変わってしまったこと、それにたった一日使っただけで活力が増してきたとのことです。私に関してはお知らせすることは未だ何もありません。だって私が飲むことができたペットボトルの水はたった一口だけだったのですから。さらに書きたいのですが後日また。

PS．カリフォルニア州在住

第三例　やあ、パット。先週の土曜日（10／18／08）、ノザンプトンで開催された全健康エキスポで私はあなたからスティックを買いました。一週間だけスティックを試させてと言いましたが、このスティックは魔法の杖と呼ぶべきですわ。いまでは頭はスッキリ、目覚めはサワヤカです。ボンヤリ、フラフラの頭ともサヨナラです。

〝スティック〟以前は起床時にはしばらくの間ベッドに腰かけたまま腰の下部と骨盤のあたりに沈んでいくような感じを覚え、歩き出すまでしばらくの間不快感を感じていたのです。……時には歩くのが余りに辛いためしばらくは歩行をやめるほかありませんでした。……以前は車から降りた後、両足の緊張が取れるまでしばらくの間よろよろとしていたのです。

ところが今はまったく違います。車を降りて歩き出すのに何の支障もありません。各部の関節はなめらかに動きますしどこまでも歩き続けることができるようになったのです。あれほど私を苦しめていた腰の下部と骨盤のあたりにもまったく何の異常もありません。

私は少なくとも一〇歳は若返ったような気分です。骨盤の右半分から大腿部の裏にかけて刺すような痛みが出るとき、めまいがしてよろよろしていたものですが、あれ以来まったく起きなくなったのです。……歳をとるにつれ体の各部の骨を自覚するようになっていたのですが、今ではすっかり消えました。活力も戻りました。……いまではこのスティックに夢中です。まとめ買いすればお安くなるのかしら。

マサチューセッツ州在住

第四例　私が水素水の飲用を始めてから最初に気づいたことは体力がついたことでした。やがて「ずいぶんお元気そうですね」というお世辞を聞く回数が増え出したのです。

また「一体お肌をどうなさったの？」と聞かれるようになりましたが、これが刺激になり主人も飲み出したのです。私は体調がよく気分も爽快です、私の住む町では水道水をそのまま飲むのは避けるようにというのが公式の通達なのですが、濾過されていない水に頼るしかないこともあったのです。

ところがスティックをボトルに入れて二～三時間もすると水は軟らかく甘くなり不快臭も消えます。この水を飲むのが大好きです。私たち全員にとって水素の水を飲める事は何と大きな恩恵なんでしょう。ありがたいことです。

パトリシア　ブラウン

第五例　私がこの水を飲み始めてまだ二週間にしかなりません……ボトルにスティック三本。COPD（慢性心肺疾患）のためか口の中にずっと白い斑点ができていたのです。ところがこの水で歯磨きをするようになってから斑点は消えてしまいました。

以前は排尿のため夜間五～六回も起きていたのですがそれもなくなりました。顔にはすぐに変化が現れ、皆が「若返った」と言ってくれます。皮膚が薄いためかこの五年間傷をしやすかったのです。表皮直下の紫色の色素沈着もすっかり薄くなり今では殆ど消えてしまいましたのでドクターが驚いています。エネルギーもスタミナも体力は向上し、QOLも改善されました。この二週間で変えたことはただ一つ。それは水を換えたことだけです。

メアリー　マクモニール

第六例　私が水素豊富水スティックを使い出したのは〇八年四月ですが、最初の数週間で身体の色々な個所に驚くべき変化を経験しました。

中でも特に老年性のシミ、肝斑とも呼ばれますが、その全てが消え始めたのです。関節の動きもスムーズになり、かすかにあった膝の痛みも消え去ってしまい再発もしません。

水素水を飲む以前は時折頭痛とくに酪農製品を摂った時などに頭痛があったのですが、この水を飲み初めてからは四ヵ月でごく軽い頭痛発作がただ一回あったきりです。

結論として、多くの人が指摘するのは私の体力と体重に見られた変化のことです。実をいいますと、体重は最初の一ヵ月で一〇ポンドも減ったのですが、その後もさらにスリムになっているのです。このような驚くべき製品に対してドクター林に大いなる感謝をささげたいと思います。

BC　ローレンス

第七例　主人と私は五ヵ月前からスティックを使っています。一ヵ月程経った頃、主人の老年性色素沈着が消えてきたのです。とくに手、腕、顔に多くのシミがあったのですが、二ヵ月後には殆ど消えてしまい再発もしませんでした。私の皮膚もなめらかになり、色調も一様になってきました。

私は若い頃にはニキビ、閉経後は赤い斑点ができるなど皮膚の悩みがあったのですが、今では顔色も良くなり化粧なしで外出できる程度にまで良くなりました。また二人ともさらに体力が向上しました（主人は七八歳で私は六一です）。二人の思うには、スティックが健康と活力に役立っていることです。

ヴァージニア州在住

○ アトピーが治る、治らない

茨城県にお住まいのSYさんから届いたメールです。

「先日スティックを購入して使用したところ娘のアトピーがとてもきれいになったのでご報告がてらお礼のメールをお送りします。

私の娘は今年の七月で八歳になりました。アトピーが発症したのは二歳の頃で、以来薬を使用していましたが良くならず、四歳の頃には薬の副作用が心配になり使用をやめました。その後いくつかの民間療法を試しましたが、一進一退を繰り返すばかりで先の見えない毎日でした。

そのなかで実家の母が水戸市のO眼科にお勤めしていた知り合いの方から、還元水の事を教えていただき早速取り寄せて設置しました。今から三年ほど前のことになるでしょうか……実家と私の家との距離はそう遠くなかったので二、三日おきに通って水をもらって飲ませていました。

しかし、これも目に見えて良くなる事はなく、どうしたものかと途方に暮れていました。そして今年の六月頃だったでしょうか、お友達のお子さんが喘息でご自身も調子が悪いという話を聞きましたので還元水を試してみてはとお勧めしてみたのですが、彼女がそちらに電話をしたところ、スティックの方を勧められ早速購入したとの話でした。

私もそのとき初めてスティックのことを知ったのですが、これなら値段も手ごろだし何より新鮮な水をいつでも飲ませることができると思い、早速取り寄せて飲ませてみたところウソのようにアトピーが消えたのです。

今では以前のように痒がることも少なくなり、夜も熟睡できるようになりました。ほんとうにこの水のおかげで私も娘も救われました。世の中にはまだまだアトピーで苦しんでいる方がたくさんいらっしゃると思います。どうかこの水を知って、一人でも多くの方が苦しみから解放されればと思います。本当にありがとうございました。

先日母がむかし還元水を勧めてくださった方にお会いした際、娘のアトピーが良くなった事を報告したところ、やはり汲んでおいた水よりもスティックの入ったボトルの水の方が、常に水素が豊富な状態なので効果が表れたのでしょう、と言われたそうです。……」

○論争に終止符

右のメールにある、「二、三日おきに通って水をもらって飲ませていました……」という記述は、結果的には「水素の抜けてしまった水（水素欠乏水）」を飲ませていたことになりますから、これではアトピーが治らなかったのも当然だということになります。

八五年（昭和六〇年）以来私は還元水（アルカリイオン水）の研究を重ね、過去多くの小著（解説書）を出してきましたが、これまで繰り返されてきた論争「還元水には医療効果がある」、

「いや、効果などない」、つまり「還元水でアトピーは治る」、「いや、治らない」という論争にようやく終止符を打つことができた、と考えております。「治らない」と主張する人は、「水素の抜けてしまった還元水」を論じていたという訳です。

一言でいえば、私の提唱する「常時水素豊富水」を一〇〇点とすると、「生成時のみの水素豊富水」に過ぎない還元水はせいぜい六〇点止まりの水だったというわけです。

もっとも、スーパーの浄水スタンドに行けば殆ど無料で給水されるという水なのですから、そのような還元水に多くを期待する方がムシが良過ぎる……というべきでしょうが。

次は、愛媛県のＭ・Ｍさんからのメールです。

○常識では考えられない事実

「四七歳にして昔から趣味であった登山にごく最近復帰して毎週山に（まだ三回目ですが）行っています！　十二日も少しハードに山を歩き次の日久しぶりに筋肉痛でしたが、若いとき相当運動をしているときでも筋肉痛は三日位経過しないと消えませんでしたが、違う事は毎日水素豊富水を飲んでいる事です！　（まず、この年で筋肉痛が次の日発生、更に翌日には消える事は、本当に運動をよくした私には考えられない事です！　更に、この十年運動はゼロでしたので！）

私も医療業界に勤め、筋肉痛は筋肉に蓄積された乳酸！　ＭＲＳではピークが明らかに違うのですが！　なんとこの年でＭＲＳで検査しても一日で正常値に戻ったのはやはり水のおかげなのでしょうか？？？　水を飲み出してから、私自身の常識では考えられない事実が発生したので御報告いたします！……」

さて、次は北海道のＭ・Ａさんから届いたメールです。

「いつもお世話になっております。札幌市在住のＭと申します。活性水素くんを使い始めて七ケ月たちますが、事の始まりは妻の母が腎臓を患って入院。すぐにも人工透析しなければならないとの事で何かしなければということでインターネットで調べ始めました。

……毎日水を一・五〜二リットル飲むように病院から指示が出ていたので「水」で病気に勝てるモノを探し始めました。……できれば、自分の所で作れまた安価にできるものでと探すうちに「活性水素くん」を知り、林先生の理論にも納得することができました。

入院中に活性水素くんを毎日届けて飲んでもらいました。心配の毎日でしたが検査結果が良く、かろうじて透析をまぬがれました。医師もすぐに透析しなければと言っていた手前、良かったとは言っていても何か釈然としないようでしたが……。その後二回入院、腕のバイパス手術は受けました。その度に透析と言われ透析すれすれ状態が続いていました。

一月一回の検査も検査結果が良く、透析には至らず通常の生活を送れています。まだまだ予断は許さぬ状態ですが活性水素くんを続けています。最初の入院中の一ヵ月に活性水素くんに出会えたのが良かったのだと感謝しています。……」

○ 糖尿病から抜け出した

「六回目の注文です。私の利用方法は、私が三ヵ月飲用に使います。その後の三ヵ月はお茶、味噌汁、ご飯炊きの水に利用しています。従って、三ヵ月毎の購入になります。今は水素君のお陰で糖尿病から抜け出して元気に暮らしています。有り難うございます」

では、Fさんとの過去一年間のやりとりをQ＆A方式で順に記してみましょう。

1．○一／九／十四：

「ミネラルスティックの使用方法についてお伺いします。……」

――原則は、一・五リットルにスティック一本で十分です。ただし、何らかの病気をお持ちの方は二、三本にされた方がより有効です。なお、スティックはボトルの中に入れたままにしておくことが必要です。抜き去ってしまいますと、その時点から水の中の水素は急速に放散してしまい「ただの水」になってしまうのでご注意願います。……

2．○一／十二／十八：

「糖尿病のため血糖値を下げたいと飲用を始めてから三ヵ月になりました。やっと効果が見え始めてきました。さらに続けるため二度目の注文です。……」

——効果が出るまでに三ヵ月を要したというのは、あるいは最長記録（？）ということになるやも知れません。ところで念のためお聞きしますが、あるいは何か抗酸化物を併用されていたのではないでしょうか？

大久保一良教授の「ＸＹＺ理論」によれば、抗酸化物がかえって有害となることもありえますのでご注意願いたく存じます。

3．〇一／十二／二十

「ご指導のメール有り難うございました。私は、糖尿病を何とか克服したいと長年抗酸化物質といわれる健康食品を色々服用してきました。このたび水素豊富水の飲用開始後もスッポン、卵油、ウコン、ビタミンなどを服用してきました。これは、相乗効果を期待したためです。しかし、これは誤りだったのですね!! 今日からこれを止めまして、水素豊富水だけの飲用にして結果を期待したいと思います。初めからやり直しです。有り難うございました。……」

4．〇二／〇三／十六：

「七十歳、男、三十歳の頃に糖尿病になる。治療は医者の薬ではなく、色々な健康食品（抗酸化食品)。平成十一年　林秀光先生の『糖尿病は活性水素水で治せる』の本で知り、新しい水の会からホームページの写しをいただきました。高額のため電気分解の器械は購入しないままにいました。平成十三年パソコンでインターネットをするようになり八月二十日、新しい水の会のホームページにアクセスしたら『水素豊富水の秘密』に出会い毎日増える記事を見ていく内に九月五日、活性水素くんに到着直ちに注文。ステイック到着、大いに期待し使用を開始する。……」

次も興味深い報告です。

○糖尿病足部壊滅疽―間一髪間に合った

平成十五年三月七日(金)昼前、都内に在住のN・Mさんという若い女性から電話があり「六四歳になる母親が現在T病院に入院中ですが五年前からの糖尿病が急に悪化、左足が壊疽になり三九度の高熱が続いており、放置すれば敗血症になる危険があるので患部の切断術が必要だができれば一週間以内に手術したい、と病院側から言われました。なお、電解水の装置は以前から家に設置しており還元水は飲んでいたのですが」とのお話でした。

そこで、私は「切断術はあくまで最後の手段です。常時水素豊富水の切れ味はとにかく抜群です。うまくいけば手術しないで済むかも知れません。お近くにお住まいですから今からでも直ぐにお出でください」とお話しその日の午後四時頃お出でいただきました。

そこでご本人の目の前でスティックを使ってペットボトルに水素豊富水を作って差し上げ、その足でお母様の入院先の病院まで持っていってもらうことにしたのです。

三日後の十日（月）、念の為電話を入れたところ「お陰さまで病院からは手術の必要はなくなったと言われました。熱も三七度台まで下がり、高かった血圧も下がってきたそうです」とのお話で我々もホッとしたという次第です。なお、翌日十一日にはご夫婦でお礼に見えましたが「血糖値も百十まで下がった、とのことです」とのお話でした。

○　糖尿病―効果が直ぐに出ました

青森県にお住まいのI・Tさんから「効果が直ぐに出ました」とのタイトルで次のようなメールが寄せられました。

――先日「元祖　活性水素くん」を購入いたしました。家の父は以前急性膵炎を何度かわずらい、その影響からか二十年ほど前から糖尿病になりインシュリンをうっています。

もう十年以上前から林先生の本を何冊か読み、その理論に賛同し電解水を飲んでおりました。そのおかげで、糖尿病の合併症はなく過ごしていますが、血糖値は下がらずインシュリンの単位は増えておりました。

毎日、血糖値を計っていますが、この「水素豊富水」を飲みだして直ぐ数値が下がり始め、現在二週間目ですが、インシュリンは十六単位から十単位に減らしました。このままいけば、完全に回復するものと期待しています。本当にありがとうございます。……

○うまい・早い・安い

牛丼の話ではありませんが、「うまい・早い・安い」が「水素豊富水」のウリです。

（一）先ず、水素豊富水の特徴は「うまい」ことにあります。

水素豊富水は俗にいう「喉のなるほど美味しい水」であること請け合いです。

では、「水素を豊富に含んだ水」は、なぜ「美味しく感じる」のでしょうか？

それは、生物が「自己と種族の保全」を図るためには万病の原因・活性酸素を処理する必要がありますが、そのためには活性酸素の消去に必要な活性水素を体内に作ることが必要となります。そのため活性水素の前段階物質である分子水素が必要となりますので、その必要上「水素を美味しく感じる本能」を発達させるに至ったというわけです。

（二）第二の特徴は飲用開始後、効果の発現がたいへん「早い」ことです。

先日、寄せられたメールをご参考までに紹介しましょう。

――林先生、三月十日の午後四時頃にそちらに伺い、末期の大腸ガンおよび肝臓ガンと判明した叔父のために活性水素くんを購入したMと申します。その夜叔父に早速勧め、市販の二リットルの水に三本入れたものを十一日（火）より最低二リットルは飲んでもらっています。すると次の変化が現れたそうです。

①脇腹の痛みがなくなった……三月十三日頃より。それまでは体をどんな向きにしても痛かったのが、かなり大きな呼吸をしないと痛みがない。

②便の色の変化……三月十六日頃　それまで真っ黒の便だったのが、茶色の便に変化。これには叔父もびっくりしていました。

食欲は十分にあります。三月十九日に入院して検査をする予定ですが、できれば手術をしないでこのまま活性水素水の飲用で治してほしいと思っています。……

一．水素豊富水の飲用によってガン末期の疼痛が消えたという報告は数多く寄せられていますが、これも疼痛の原因はそもそも「活性酸素」にありますから、活性酸素が（活性水素によって）消去されるにつれて疼痛が消えていくのは理の当然なのです。

二．真っ黒の便、つまり「胃腸内異常発酵」による「病原物質・発ガン物質・活性酸素の大量産生」が、本人の大腸ガンや肝臓ガンのそもそもの原因だったのです。したがって、胃腸内異常発酵が改善されていくにつれ、ガンの症状も改善されていくのは当然であって治癒も決して不可能ではないのです。

私の見解ではむしろ、既述の症例の場合ガンに対する真の根本治療がようやく始まったといえる、ということになります。

(三) さらに、水素豊富水は「安い」ことも大きな特徴です。

一日一家族当たりの経費が十円玉一〜二コというのが「水素豊富水・健康法」です。ところで今度は、「そんな安上がりの健康法など信用できるか」という反論がきます。ところが、これは屁理屈で哲学欠如のたわ言に過ぎません。

その最大の証拠は、僅か数分間の「酸欠」で一巻の終りとなってしまう空気(二割が酸素)の存在にあります。絶対不可欠の酸素を何十年間吸おうと大自然は無償で私たち生物に与えてくれているのです。自然は鷹揚で無限に寛大であることを悟る。これこそが、生命哲学理解への第一歩なのです。

ではここで、「ガンと水素豊富水」というテーマで論じてみることにしましょう。

ガン患者および家族の方々のうち一人でも多くの人が「水素の凄さ、有り難さ」に気づいていただきたいものだと願うや切であります。

水素豊富水の理屈はさておき、一度試してみられても決して損はない話です。まず、毎日美味しい水が飲めること、次に家族全員の排泄便から悪臭が消えトイレがサワヤカになるだけでも儲けものですし、出費も最低限度で済むからです。デフレ時代の健康維持・病気克服の切り札だともいえましょう。

○ 効果の出現が早い

病状の進行程度にもよりますが一般にガン患者さんの場合、顔色が冴えない、皮膚の血色が悪い、目の色に輝きがない、声に力や張りがない、食欲が低下しており体重も減少している、生活意欲つまり何かをやろうという気力が低下しているなどの特徴があります。

では、このような状態のガン患者が「水素豊富水」の飲用を始めると一体どのような変化が見られるでしょうか？（言うまでもなく、最初に見られる最も重要な変化は「胃腸内異常発酵の改善」、つまり「悪臭のない、きれいな便」の排泄が始まることです）。

（一）先ず最初に気づくのが顔色の変化です。

飲用開始後一週間もしますと、顔色だけでなく皮膚全体の血色が良くなってきたことに気づきます。よく言われることですが、「えらく顔色が赤いようですが、熱でもあるのではないですか？……」と聞かれたり、「顔色が赤いですね。朝からビールでも飲まれたのですか？……」と誤解されることが多いようです。

また、七十歳あるいは八十歳を越した女性など口紅をまったく使ってもいないのに、「いい歳をして派手な口紅をお使いですね」と冷やかされる場合が多いのです。

要するに、紅顔の美老年、紅顔の美老女に変身するというわけです。

（二）次に目の色に輝きが出てくる、声に張りが出てくる。

ガン患者の場合、顔色が悪いだけでなく声に張りのない人が多いのですが、水素豊富水の飲用を始めますと短時日のうちに目の色に力や輝きが出てきて、声に張りと艶《つや》ができます。そのため電話での応対などで、相手の人は声を聞き違えてしまったという体験談が多いのです。

（三）食欲が出てくる。

食事がすすみ体重が増えてくる。入院患者の場合、病院食の量が足りなくなって寿司や丼物の出前を注文するようになります。また、食欲が旺盛になるにつれて徐々に体重の増加が見られるようになります。

（四）生活意欲が出てくる。

つまり、諸事について再びやる気が出てくる。テレビを長時間見るようになる、読書のため本を所望するようになる、趣味のパチンコに出かけるようになる、久し振りにゴルフをやりたいと言い出す……などです。

以上のような症状の変化（改善）が最初の一ヵ月程で認められますと、ガン患者本人の予後は決して悪くない、治癒に至る可能性も決して少なくないと考えられます。

○ 花粉症

ご本人は某テレビ局でディレクターとして勤務中の長身かつ美貌の持ち主で推定年齢は三十代前半といったところですが、初めてお会いしたのが本年の一月中頃のことでした。その時、ご本人から「長年花粉症で悩んでいますが、水素豊富水で治りますか……」とのお尋ねでしたので、私は「勿論です。この三月の花粉症のシーズンには症状の出るようなことはまずないでしょう……」とお答えした次第です。

その後二ヵ月程してお尋ねしたところ「まだ完治とまではいきませんがアレルギー症状が出て、苦しい時には水素豊富水を飲むと症状がおさまり楽になることは事実です」とのことでした。

そこで「残念ですね。そのようなまるで薬のような用い方ではなくて思いきってご自分のアレルギー体質を変えてしまうようにお考えください。そのためには一日最低一・五リットルくらいは飲むようにしてください。そうすれば、花粉症そのものが消えてしまいます」と答えておきましたが、四月十九日にお会いしたところでは「お陰さまで花粉症は治ってしまったようです。来年の春は大丈夫か依然気にはなりますが」とのお話でしたので、「水素豊富水を真面目に飲み続けるかぎり来年以降も症状の出ることはありません。少々手持ち無沙汰に感じることでしょうが」とお答えしておきました。

○ 痔疾

ＮＨＫテレビの人気番組に『プロジェクトＸ』というのがありましたが、「革命トイレ・市場を制す」という番組のナレーションの中で「日本人の約三割が痔疾で苦しんでいる……」というくだりがありました。つまり、温水洗浄式トイレはこれら痔疾で悩む人たちを救うために開発されたという趣旨の説明があったわけですが、私に言わせますと痔疾患を克服する切り札は何といっても「水素豊富水」だということになります。

つまり、水素豊富水に換えてやれば痔疾など簡単に治ってしまうというわけです。では、その根拠について説明することとしましょう。

先ず、痔疾はどうして発症するのかという問題ですが、その最大の原因は「便秘」にあるといえましょう。便秘の人の場合、便はどうしても固い性状のものとなりがちです（腸内容物の腸内滞留時間が長びく程、内容物の水分はそれだけ多く吸収されることになりますのでどうしても固い便になってしまうのです）。また、固い便を排泄しようとしますとそれだけ余計に腹圧をかけることになります。その結果、どうしても肛門の周囲を走っている血管（痔静脈）は太く怒腫することになります。

また、固い便の排泄の際にはどうしても肛門周囲の粘膜が便によって傷つけられることになりがちですし、場所が場所だけに傷口は細菌の感染を受けやすく、そのため炎症（痔静脈炎）を発症する確率が高くなります。また、一度痔静脈炎を発症しますとその箇所は静脈血の流れが鬱滞《うったい》するようになりますので、血管内の血が塊り（痔核）を作るようになります。痔核ができますとますます血液循環が傷害されるため悪循環に陥ってしまい痔核はどんどん拡大するというわけです。

○　床ずれ

箱根にお住まいのNさんという水素豊富水の愛用者がいますが色々な体験談を報告してくださる方で先週当会にお見えになりました。

そこでお聞きしたのですが、Nさんの知人で在宅介護の仕事をされている方の経験談として「水素豊富水が褥瘡《じょくそう》（床ずれ）にたいへん効果のあることが分かりました……」との報告をされました。

床ずれというのはなかなか治らない厄介なものですが、これも「水素欠乏水」医学の世界の話であって、「水素豊富水」医学の世界では案外簡単に解決してしまうというわけです。

○　風邪は万病のもと

「風邪は万病のもと」という言葉がありますが、まさに至言というべきであって最新医学の理論で説明しますと次のようにいえるのです。

①風邪に罹り易いということは本人の免疫機能が低下した状態にあることを示している。

②免疫機能の低下は活性酸素による酸化障害によって引き起こされると考えられる。

③したがって、「風邪は万病のもと」という言葉は、最新医学の共通見解である「活性酸素は万病のもと」という表現と表裏一体の意味をもっていると結論できるのです。

新形コロナウイルスを消毒殺菌する、あるいはヒトを同ウイルスから隔離するという方法も万止むをえないことではありますが、それらはあくまでも次善の策に過ぎないというべきなのです。最善の策はやはりそれらのウイルスに負けないだけの免疫機能（死亡率六・五％という意味は、感染を受けても九三％以上の人はそのウイルスには負けないという意味です）を保持しておくことなのです。そのためには免疫機能に傷害を与える活性酸素の過剰産生を日頃から防ぐことであり、その切り札が水素（豊富水）なのです。

ウイルスの流行、直ぐさま殺菌消毒というのが風潮ですが、考えてもみてください。

私たちは毎日無数の微生物やウイルス……などに囲まれて生きているのです。

したがって、それら全てを殺菌あるいは滅菌するなどということ自体が土台無理な相談なのです。さらには、私たちが無数の微生物やウイルスに囲まれているというような表現自体が相応しくないのかも知れません。正しくはむしろ、私たちは無数の微生物やウイルスと共存し互いに助け合って生きている、というべきでありましょう。

その典型例が私たちの消化管内にすむ一〇〇兆個を数える腸内微生物で、彼らはビタミン・ホルモン・酵素などを産生して私たちの健康に寄与してくれているのです。

○ 免疫機能を障害するのは活性酸素

さて、免疫という言葉は「疫（病気）から免《まぬが》れる」という意味、つまり私たち生物には「病気から免れる」機能が生まれつき備わっているというわけです。

ところで、私たちの免疫機能に障害を与える要因としては何が問題かといいますと、その最大の要因が実は「活性酸素」なのです。

私たちヒトは一分間に約二〇回ほど肺呼吸を行っていますが、そのとき摂取する酸素の約二パーセントが活性酸素になるといわれています（一回に吸い込む空気量を約五〇〇ccとしますと一分間に約一〇〇〇ccの空気を吸うことになりますが、このうちの約二割つまり二〇〇ccが酸素ですから、その約二パーセントつまり四〇ccの活性酸素が毎分体内で発生する計算になります）。つまり、私たちが生きている限り「活性酸素」の発生は一種の宿命というべきでその発生を回避することはできないというわけです。

したがって、毎日の生活で刻一刻体内で発生する活性酸素を効率的に処理することができなければ遅かれ早かれ病気に追い込まれ、更には死に至るというわけです。

一方、活性酸素の処理さえうまくできれば、私たちの免疫機能は常に正常に維持され、病気の発症を免れることができると考えることができるのです。

○　アトピーを克服した

秋田市にお住まいのO・A様から一〇歳になる男の子のアトピー性皮膚炎につき最初の医療相談のメールが入ったのが七月二十三日のことでした。その後何度もメールのやりとりがありましたが、二ヵ月後の九月二十四日に届いた第十五回目のメールが次の内容です。

「何度も先生には事細かな質問にお答えいただき感謝しております。アトピーの息子の症状がここにきて目に見えて改善しております。一ヵ月前は本当にどうしたものやら……と思う毎日でした。あれほどひどかった顔の症状がぐっと良くなり、赤みもカサカサもほとんど良くなりました。毎日飲むこと、お風呂上りのかけ湯、ひどい時は濡らしたガーゼで湿布、をがんばってきたわけですが、体の方も背中に若干の痒みを訴えはするものの見た目にはとてもきれいです。いくらかの気になる個所はあるものの、二ヵ月間でここまでの改善は夢のようです。あれほど治りきれなかった顔のとびひ、毎日昼からつゆを出していたのに……。本人も鏡を見るのが苦ではなくなったようです。男の子といえども、避けてきたのだと思います。本来の皮膚を取り戻しているのだな……と感じます。

基本的に理解されにくいであろう「水で治す！　医者には行かない……」という方針を立てた私ですがここまでくるにはとても辛く、これでいいのだろうか？　と自問自答の毎日でした。病院に行かなくても自分の力でここまで良くなれるんですね。水の他に変えたことは、石鹸をアトピーの肌にやさしいと言われていた「セバメド」にしたこと、保湿も心がけたこと、気になるところに「ネリバス油性クリーム」を塗り、その他のところには「セバメド」のローションを使っています（お風呂上りなどに）。アトピーの方が水素豊富水に出遭い、同じよう改善される事を願ってやみません。

O・A

○　自分の力で良くなれる

これに対する私の返事は以下の通りです。

――メール拝見しました。最初にメールをいただいたのが七月二十三日となっておりますので、私が当初お約束した三ヵ月以内にほぼ完治するでしょう……との見通しがどうやら果たされたようです。

変な言い方になりますが、私も時折「アトピーとは一種の業病ではないのか……」と思うことがあります。患者さん本人はもちろんのこと親御さんにとっても治癒に至るまでは本当に辛い、苦しい毎日が続くことになるからです。

さて私の提唱している理論はただ単にアトピーや糖尿病……などに対して有効なだけでなく、その他ありとあらゆる病気の克服に対しても通用すると考えている次第です。

言い換えますと、水素豊富水は今回の貴女のお子さんのアトピーの克服に有効であったというだけではありません。今後、貴女の家から病人が出るようなことはまずないであろう、というのが私の結論であります。

……今回の件でお子さんのみでなくご両親も大きな教訓を得られたとお考えになられたらいかがでしょうか。と申しますのも、貴女も指摘しておられるように「病院に行かなくても、自分の力で良くなれる……」というのがまさに至言であって、私の行動の最終目的もまさにその事実を多くの人に理解していただくことにあるのです。……

林　秀光

○　名水神話のカラクリ

全国各地にはご神水、ご霊水あるいは奇跡の水、魔法の水と呼ばれる「病気を治す水」の出るところがあります。ところが一方では、「そんな話は信用できない」という反論の多いことも事実です。今回は、このような名水神話のカラクリを披瀝しましょう。

（1）病気を治す水の正体

病気を治す水の正体とは何かといいますと、それは「万病の原因・活性酸素を消す効果のある水」だ、ということになります。ところで、活性酸素とは「活性のある酸素」、つまり「酸化作用の強力な酸素」を意味しますから活性酸素を消すことのできる水といえば、それは酸化作用とは反対の「強力な還元作用をもった水」だということになりますが、その第一候補はといえばそれは「水素を豊富に含んだ水」だということになります。

還元という言葉自体が元もと「水素」の働きに対してつけられた言葉なのです。

（2）活性水素

ところで、水素のうちでも特に還元作用の強いのは「活性水素」なのです。岩波理化学辞典の「活性水素」の項目には「……水素は原子状態となっていて強力な還元作用をしめす」と説明されています。つまり、活性水素とは「原子水素」のことですが、この原子水素はなにしろ半減期が〇・三秒と寿命が極めて短いのが特徴なのです。

したがって、「活性水素のタップリ含まれた水」というものは無いものねだりになってしまいますし、たとえ「活性水素をタップリ含んだ水」が手に入ったと仮定しても一秒以内に飲み干さなければならないことになりますから実際にはできない相談だというわけです。

（3）分子水素の豊富な水

ところが寿命の極めて短い原子水素（活性水素）ではなく、分子水素を豊富に含んだ水を飲むようにすればいいのです。

活性水素は秒単位で消えてしまいますが分子水素は少なくとも分単位で存在できるからです。また、私たちの体内には水素分解酵素（分子水素を原子水素に分解する酵素）が備わっていると考えられるからです（第一章「水素を分解する酵素」参照）。

○名水がすぐに迷水になるわけ

ところで、「〇〇〇の名水を飲んだところ難病が治った……」という話を聞いた人が早速その名水を宅急便で取り寄せ飲んでみたところで大した効果はえられない筈です。

なぜなら、既述のように名水の正体とは「はかない寿命の水素」にあるからです。宇宙で最も軽い元素の水素は瞬時に失われてしまうからです。秒単位でしか存在できない原子水素（活性水素）は無論、分単位で存在できる分子水素といえども宅急便などで配達していたのでは自宅に到着した時点では最早水素の存在は保証の限りではないからです。

これが実は、各地に伝わる「水を飲んで病気が治った……いや、治らなかった」という甲論乙駁の絶えない名水神話の実態なのです。

したがって、真の名水（常時水素豊富水）は自分の手で作るしかないのです。しかも、それが一番確実で安上がりなのです。

○ネバー・ギブアップ

既述したN・Mさんの場合、左足壊疽に対する切断術はなにせ一週間以内に迫っていたわけですから事は急を要したということで私の方も大いに慌てましたが、それ以上に大変だったのはご家族の方だったと思われます。

幸い都内在住の方であったため直ちに手を打つことができ事なきを得たということですが、これがもし北海道や九州在住の方であったと仮定すれば恐らく間に合わず切断術は施行されていたものと思われます。

ところで、「うまくいけば手術しないで済むかも知れません……」との私の発言に素直に耳を傾け即断即決で行動されたNさんには敬意を表したいと思います。なにせ、相談を受けた私自身が患者さんに会ったこともなければ肝心要の左足患部を見てもいなかったという次第ですから無茶な話ではありますが、何しろ私には過去経験してきた臨床観察例という半端ではない情報があります。

つい先日も宮城県在住の六〇代の女性で一〇年以上リウマチで苦しんでいるという方のご主人が当会の事務所にお見えになったのですが、私は「どんなに長くかかったとしても半年もあればほぼ完治に近いレベルまで改善するでしょう。三、四ヵ月もすれば症状は八割方消えてしまう筈です……」と申し上げた次第です。

ご主人の方も素直な方で「早速、やってみます……」ということになりました。

自慢じゃありませんが、こと「水素豊富水と病気」についての情報と経験量に関しては国内はおろか世界中でも私の右に出るものはいない筈です。それも当然で「水素（を豊富に含んだ水）さえ摂っておれば、病気になるようなことはない……」という理論を堂々と唱えている人間は現在のところ私以外にはいないと思われるからです（モグリで私の理論を無断盗用しビジネスに精を出している業者はゴマンといますが……）。

さて、ここまで読まれた方は少なからず驚かれたことでしょう。と申しますのも、他の多くの類書に比べてその内容があまりにも単純明快だといえるからです。

筆者の主張を一言でいいますと、次のようになります。

（一）あなたが悪臭の殆どない明るい色の柔らかい性状の便の排泄を続けている限り、病気になることはまずありません—理想は、母乳栄養児がオシメに落すキレイな性状の便です。
（二）そのためには私が提唱する「水素豊富水」を日常生活に取り入れるだけでいいのです。
（三）これとは逆に、あなたが「百年の恋も一度に冷めるような悪臭便」を排泄している限り、健康と長寿は夢物語となります。何故なら悪臭便の排泄は腐った卵料理、腐った魚料理、腐った肉料理を食べているというのと同じことだと言えるからです。

さて、本書の表紙に「現代医学医療に潜む致命的な陥穽」と書きましたが、これこそまさに現代医学医療に潜む致命的な落とし穴だというのが筆者の警告なのです。

筆者はここで断言しておきますが、あなたのご家族の全員が右の（一）及び（二）の実践に努める時、ご家族の中から病院通いを続けるような人、入院治療を余儀なくされるような人は殆どいなくなることでしょう。

このような家族の方に起きることはその地域の方にも起こります。地域に起きることは社会全体に起きることになります。やがて国全体にも起きることになるはずです。

第五章　エピローグ

病気が治るメカニズムと因果関係

ある女性から次のような手紙が寄せられました。

「お伺いします。私は、五年前交通事故で半身麻痺になってしまいました。脳挫傷が原因と思います。八ヵ月入院し回復の見込みなしで強制退院させられてしまいました。退院時、主治医より現時点で回復の見込みはないが、突然歩くことができるかもしれないという言葉を信じてリハビリを続けました。

昨年水素水のことを知り購入し飲み続けました。飲み出して三ヵ月たった頃から少しづつ歩くことができるようになりましたが、医者に聞いても不思議がっています。お水で後遺症が改善されることがあるのでしょうか？

喘息、アトピー、アレルギー性鼻炎、花粉症も今のところ症状は出ていません。

この「メカニズムと因果関係」を教えてください。完治することを支えにして飲み続けたいと思っています。よろしくお願いします。」

私の回答は次の通りです。

「お手紙拝見しました。ご質問の件ですが、私の好きな言葉に、G・T・マクガリーというアメリカの医師（女医）の次のような言葉があります。

――治癒をもたらすのは病人自身である。言い換えれば、病人のうちなる医師である――

つまり、あなたの内には万病を癒す力をもつ天下の名医がすんでいる、というわけです。

表現を換えれば、生命力、自然治癒力、免疫力と呼ばれている力が治癒の本源なのです。

要するに、医者が治す……薬が治す……サプリメントが治す……という考えは正しくないということです。

ところでこの自然治癒力、免疫力の邪魔をするのが、実は万病の原因といわれる「活性酸素」なのです。そこでこの活性酸素さえうまく処理することができれば、天下の名医の癒す力が存分に働き出すというわけです。

以上が、私の考えている「メカニズムと因果関係」だということになります。

昔読んだ本の中に次のような一節のあったことを思い出しています。

古代エジプトのピラミッドの内壁に、「神が病を癒し、医師が治療代を受け取る」という言葉が記されているというものです。

五千年前の言葉とマクガリー博士の言葉。両者は同一の真理を説いているのです。

エコの時代における期待

近い将来、水素が私たちの生活を根底から変えてしまうと考えられています。いま最も注目されているのが自動車つまり燃料電池車です。燃料電池というのは水素と酸素の化学反応によって電気エネルギーを生み出し、そのエネルギーで車を走らせるという原理ですが反応の後に生ずるのは水だけであるという究極のエコカーというわけです。

また、近い将来同じ原理の電気エネルギー発生装置を各家庭に設置し光源、熱源、動力源としても使おうというアイデアが発表されています。

もしそうなりますと、各家庭が言うなれば発電所を持つことになるわけですから、従来のような火力、水力、原子力発電所さらには送電線や鉄塔も不要となってしまうことになり、文字通り世の中は激変することになります。

ところで、私にとって特に興味津々なのはそのような時代が到来すれば、各家庭において「水素豊富水」を作るあるいは飲用することも極めて簡単になるであろうと期待されることなのです。

簡単、確実かつ安価に「水素豊富水」が入手できるようになりますと、前述とは別の意味において世の中は激変することになると思われます。

すなわち、健康の維持管理、病気の予防など取り立てて議論する程のことでもなくなるでしょうし、現在のようにガンだ、糖尿病だ、花粉症だ……と大騒ぎすることもなくなることでしょう。

また、少々飲み過ぎた、タバコを吸い過ぎた、体調を崩した、どうやら風邪気味だ、インフルエンザに罹ったらしい……などという場合も、水素豊富水を意識して少々多めに飲むようにすれば簡単に症状は消えてしまうということにもなりましょう。


ここで、過去二七年にわたる「水素豊富水」から学んだ哲学を記すことにしましょう。

水素とは「みなもと」と読むべきではないか。

すなわち、水素は原子番号一番の元素、全ての元素の源《みなもと》の元素であり、万物を育む太陽エネルギーを放つ太陽は実は水素の巨大な塊なのです。

同時に、私たち生物を病気から防ぎ護ってくれるのが水素原子、活性水素なのです。

今の医学はどこかおかしい…の解決策は水素だった

百人一首に次のような恋の歌があります。

逢ひ見ての　後の心に　くらぶれば　昔はものを　思はざりけり
―藤原敦忠

平安貴族の激しい恋の歌を引き合いに出すのも妙な話ですが、現在の私の心境を率直に表すとすればどうしてもこの古歌が脳裏に浮かんでくるのです。すなわち、

みなもとに　まみえし後に　くらぶれば　昔はものを　思はざりけり
―林　秀光

つまり、水素（みなもと）の凄い力に出合ってからの臨床経験に比べれば、以前の自分は医学のことを殆ど何も理解していなかったに等しいのではないかというわけです。

私が医学部に入ったのは一九五七年（昭和三十二年）のことです。その後大学院に進み、卒業後はドイツに留学もし自分なりに医学について懸命に考えてきたつもりですが、日常無力感から解放されることはありませんでした。

大学付属病院でガン患者を受け持ったときなど回診のたび日一日と衰弱していくのを目のあたりにしながら心の中で「現代医学といってもしょせん無力なものだなあ……もっと他に何か打つ手はないものかなあ」とつぶやくこともしばしばでした。

その一方「今の医学はどこかおかしいぞ……との疑念とともに、「何か画期的な解決策はないものだろうか……いや、きっとある筈だ……そいつをなんとか見つけたいものだ」とばかりまるで夢のようなことを考えていたともいえます。

ところが、です。ところが、どうやらその解決策を見つけることができたのではないだろうか……というのが現在の私の心境なのです。

一言にしていえば、水素こそその解決策である、という結論になります。

宇宙で最初に誕生したとされる元素。百十余種類を数える他のすべての元素のもとになった元素。それが水素なのです。

私の考えは、生きとし生けるものを産み給うた創造主は、自ら産んだ全ての生き物たちを病から護るために最初の元素として水素を造り給うたに違いない、というものです。

水素の理解が深まるにつれ医学は大変革を遂げるに違いない、と考えています。

四半世紀を顧みて

一九五五年（昭和三十年）、日本において電解水生成器（電気分解の原理を用いて飲料水を改良する装置）が誕生しました。

改めて述べるまでもなく、電気分解の原理は英国の生んだ天才マイケル・ファラデーによって確立されました。

電気分解の原理とは、いうなれば酸化還元反応の事です。

したがって、電解水生成器によって陰極側には還元水、陽極側には酸化水が生成されることになります。

前者は水素を豊富に含んだ水であり、後者は酸素を豊富に含んだ水です。

という事実が九五年十二月十四日、筆者の手によって世界で初めて明らかにされたのです。

この事実は殆ど決定的な発見であるということができます。

何となれば、約二十年前より「活性酸素は万病の元である」という言葉が生物医学界における統一見解となってきたからです。

ごく素直に考える時、万病の原因を消去することができるなら万病は克服されると考えるのが論理だからです。
私が電解水生成器に出合ったのは八五年二月のことでした。
ところが、当時の呼称はそれぞれアルカリイオン水と酸性イオン水というものでした。
すなわち電気分解の反応を酸・アルカリ反応であると誤解したのです。
実を言えば電気分解によって生成される水は、
アルカリイオン水はアルカリ性ではないこと、
酸性イオン水も酸性ではないこと、を筆者は著書の中で明らかにしたのです。

そこで八〇年代後半から九〇年代にかけて筆者は、電解水生成器の作り出す水の溶存水素量及び溶存酸素量を明らかにしようと試みましたが、驚くべきことに当時の日本には溶存酸素計は別として溶存水素計は存在していなかったのです。

東亜電波工業が国産初の溶存水素計を開発したのは八九年九月のことでした。

この事実は、当時は少なくとも水の中の水素を計ろうと試みた人間が皆無であったことを意味しています。

今から振り返れば、溶存水素量の極端に増えた水の発見及び登場は、生物医学史を根底から一変させるものであるといえようが、悲しいかなこのような発想をいだけるものは当時筆者を除いて世界的にも皆無であったという他はありません。

電解水生成器の致命的欠陥

二〇〇〇年代に入り歴史は大きな転換点を迎えることになったのです。

すなわち、電解水生成器は致命的な欠陥を内包していることが分かったのです。

というのは、電解水生成器は必然的に還元水のみでなくほぼ同量の酸化水を生成することになりますが、その酸化水は無用の長物と言わざるを得ないことです。

極論すれば、電解水生成器は生成される水の約半分を廃棄しなければならないという宿命をもつことになるわけですが、それは節電、節水、省エネ、エコという時代の趨勢に反する極めて反社会的な行為です。

そこで、二十一世紀の始まりと共に私は非電解式水素豊富水の開発に努め、二〇〇一年九月六日に「水素発生ミネラル・スティック」を完成させました。

私が提言する「水素の豊富な水を飲んでいる限り、病気になるようなことはない」を誰もが、簡単、確実、安価に「水素豊富水」を作ることで実現できる方法がここに完成したということになるのです。

そして今年（二〇一一年）、業務用ならびに家庭向けに非電解方式による水素生成装置が開発されたことを知りました。病気とは無縁の一生を送る人の数が増えていくことになると考えます。

「ウィキペディア」への投稿文

「ウィキペディア」というサイトがあります。そこには誰でも自由に意見を述べることができるということが一つの大きな特徴となっています。その主旨は大いに結構で反対するつもりはありませんが、品性と知性に欠けた記事を目にしたとき正々堂々と反論できることが絶対の必要条件だといわねばなりません。何故なら、今回のような品性と知性に欠けた記事の対象となった人間にとっては一種の欠席裁判ということにもなりかねないからです。

ところで今回私自身の事に関して品性と知性に欠ける記述を目にしたので本サイトを発信することにしました。記述自体は反論にも値しない愚論に過ぎないが、身に降る火の粉は払わざるを得ないというのが私の心境です。

本サイトをご覧になった方は是非ともウィキペディアに記載されている原文にも目を通していただきたい。

○七年に投稿したそのままをここに掲載することにします。

ウィキペディアの「活性水素水」の項目において当方（林秀光）の実名を明記して一見反論らしきものが記載されているので当方の見解を申し述べることとする。万機公論に決すべし、というのが私の基本姿勢であるので持論を展開し以って諸兄のご批判に供したい。

私は一九五七年（昭和三二年）に医学部に入学、六三年に卒業したものである。その後八五年に至るまでの二二年間外科系の臨床医としての生活を送っていたわけであるが、この間考えるところがあり八五年以来それまでの生き方を変え今日までの二二年間を過ごしてきたのである。

というのは、具体的に言えば国家予算八〇数兆円に対して国民医療費三〇兆円強という現実に対して大いなる疑問を感じざるを得ない（得なかった）からである。

国民のために医学医療が存在するのであって、医学医療のために国民が存在するのではない。

そこで、国家財政の破綻をきたしかねない現行の医学医療の不毛の原因が奈辺にあるかという問題について考えざるをえなかったということである。

そして今日においてその原因が奈辺にあるかにつき自分なりの結論に達したので自著あるいはネット上において持論を展開している次第である。詳細についてはそれらに譲るとして、私の持論を一言で記せば、「我々が病気に追い込まれる最大の要因は我々が生存を委ねている水にある」というものである。

具体的に言えば、「我々が生存を委ねている水は水素欠乏水（水の中には水素分子あるいは水素原子は殆ど含まれていない）にある」というものである。言い換えれば、「もし我々が水素豊富水（水素欠乏水に簡単な操作を加えることにより容易に生成することができる）に生存を委ねるようになるとき、現代医学医療の不毛は劇的な改善を見ることになるであろう」というものである。なお今回の私の提言は少なくとも一〇年後には広く世界の人々にとっての一般常識となっているであろう、と敢てここに広言しておきたい。

さて私が常々口にしている言葉は、「事実は理論に先行する」というものである。すなわち、リンゴの落下という現象「事実」が先にあり、その事実を説明するために後から生まれたのが万有引力の法則という「理論」である。言い換えれば、万有引力の法則が発見されたのを見届けてから世界中のリンゴが一斉に落下を開始したのではないということである。

特に私の場合、本業が外科医であることから理論や理屈の前にまず目の前の事実を冷静に観察し、適宜対処するよう訓練を受けてきた。

例えば、外科医には試験開腹手術という緊急避難的医療行為が許されている。具体的に説明すれば、若い女性が激しい腹痛を訴えてきた場合、診断名としては急性虫垂炎（の破裂）、胃或いは十二指腸潰瘍の穿孔、腸閉塞、子宮外妊娠の破裂……などの病気が疑われる。このような場合外科医は患者の生命を救うことが最優先され、まず開腹術を行い適切な処置をし正確な診断名はその後で考えるという姿勢である。

逆に言えば、診断確定に時間を要した結果、正確な病名が下されたが時すでに遅く患者はすでに落命していたというのではまるで意味をなさないということである。

このように私は外科医の出身であることから、「水」に関しても同じような態度で臨んできた。手元にある『岩波理化学辞典』をひもといてみると「活性酸素」の項目の次に「活性水素」という項目が記載されており、「……水素は原子状態となっていて、強力な還元作用をしめす……」と説明されている。

このような記述を目にした場合、活性酸素の示す激しい酸化作用に対抗する理想的な手段は活性水素のもつ還元作用であろうとの推論が成り立つといえよう。

そこで〇一年九月より、水素を豊富に含む水を生成する方法として「金属マグネシウムと水が反応すると水酸化マグネシウムと同時に水素ガスが生成される」という化学反応を利用した「水素発生ミネラル・スティック」なるものを考えついたのである。

とはいえ、不思議なことに現在手にできる化学の教科書あるいは参考書には、「金属マグネシウムは室温では水に侵されない……加熱すると水酸化マグネシウムと水素ガスを生成する……」と記されている。

ＮＨＫテレビ高校講座化学テキストにも「マグネシウムは高温の水蒸気と反応し水素を発生する……」と記載されているのである。そのためもあってか〇一年九月のスティック発売開始以来半年間というもの私は、「デタラメをいうな。自分は大学の化学科の出身だが、金属マグネシウムが冷水と反応するなど聞いたことも無い……」との反論に再三再四出合うことになったのである。水の中にマグネシウム顆粒を投入してやれば水素の気泡が立ち上がっていくことは誰がやってみても簡単に確認できるのであるが、この程度のことすら自分で確認しようとせず古い教科書あるいは参考書の記述に洗脳されたままの人たちが少なくないことが分かったのである。

幸い私には共同研究者の開発した簡易水素センサーが用意されているためこのような反論を即座に撃退することができたが、このような経験からも世の中には「理論が事実に先行する」と考える人があまりにも多く、私のように「事実が理論に先行する」という思考形式を取れる人は案外少数のようである。

つまり、私の思考形式では「水素を豊富に含んだ水を飲用することによって、様々な臨床症状の改善という現象がおきている」という事実の確認が先にあって、そこでその事実を説明するための理論として「病状を引き起こしていた活性酸素が水素によって還元消去された結果として臨床症状の改善がみられたのではないか……」との推論（仮説）を構築するに至ったという次第である。

この場合、還元作用の強力なのは分子水素よりも原子水素（活性水素）であると考えられたのであるが、この際良いヒントになったのが九七年一月『Nature』に掲載された「Biological Activition of Hydrogen」という R.P.Happe の論文である。

同論文中に、「水素分解酵素とは分子水素を原子水素に分解する酵素である。同酵素は三八億年前の最古の酵素のうちの一つであるが、これは最古の生命体（微生物）が分子水素を活性化する、つまり分子水素を分解して原子水素を作る有効な方法を開発していたことを証明している……」との記述を目にしたのである。

そこで、地球生命体は全てＤＮＡ生物と総称されている以上、ホモ・サピエンスの先行生命体としての微生物が開発した水素分解酵素を我々が継承しているとの推論も十分に考えられるのである。

ところで今回のウィキペディアには私の推論を揶揄中傷するに熱心なあまり、少なからず品性に欠ける記述が見られる。特に「……いわゆる擬似科学商品のひとつと考えるものが多い。化学に疎い人、さらには科学的思考が苦手な人を専門的あるいは分かりにくい言葉で煙に巻いて、いかにも効きそうな宣伝文句で販売されることが多い。……」との記述にいたっては俗に言う下衆の勘ぐりという以外にない。

このような人間は、「理論が事実に先行する」という思考形式しかとれない人、つまり「万有引力の法則が認められていない以上、リンゴの落下など有り得ない……」と考える人種であるといわざるを得ないのである。

とはいえ、現時点（〇七年一月）においては上記のような品性に欠ける反論にいちいち関わっている必要はなくなったと考えている。というのも、昨年末お会いする機会のあった片山誠二理学博士（静岡県立大学薬学部助教授）より、「相手がラジカルすなわち活性酸素であれば、分子水素でも立派に反応して水になります……」との確言をお聞きしたからである。

結論として、上述の私に対する一見反論らしきものは最早意味をなさないものとなったといえるのである。と同時に、上述の反論は単に品性に欠けるのみでなく知性にも欠けることが図らずも露見したという次第である。私として望みたいことは、リンゴの落下という事実を確認する前にむやみに独断専行の自論、私のいう下衆の勘ぐりに過ぎないものに走るべきではないというものである。

なかでも「……いかにも効きそうな宣伝文句で……」という記述にいたっては文字通り、語るに落ちた、という以外ない。というのも、この記述を見る限り当人は揶揄中傷している肝心の対象商品を実際に試してもいない、つまり実験もしていないと考えるほかないからである。

なぜならば実際に試してみれば、「いかにも効きそうな……」どころの話ではないからである。例えば典型的な効果としては、誰であれものの1週間も飲んでみれば、「百年の恋も一度に冷めるような悪臭便が、まるで母乳栄養児のウンチのようにきれいな便に激変する」事実を前にして驚愕を覚えることになるからである。

ところで、このような排泄便の変化こそ身体の健康と長寿を考える上で極めて重要な意味をもっていると結論せざるをえない。というのも、悪臭便の原因物質としては硫化水素・アンモニア・ヒスタミン・インドール・フェノール・スカトール・ニトロソアミンなどの腐敗性代謝産物が挙げられるが、これらの物質はいずれも病原物質あるいは発がん物質であるという事実から考えるとき、これらの物質の放つ悪臭が激減していくことの意味は図り知れない、殆ど決定的な意味を有していると推察されるのである。

具体的にいえば、腐敗性代謝産物が消化管内に慢性的に貯留し、腸管から吸収されたあと門脈さらには肝臓を経て全身に運ばれるとき、生活習慣病の発症をもたらす危険性は大であると考えるべきであるし、またニトロソアミンなどの第一級の発がん物質の消化管内長期滞留は胃がん・大腸がんを誘発するであろうことはもちろん、腸管から吸収された発がん物質がその後全身循環によって各臓器に運ばれる危険性を考えるとき、その危険性はいくら強調しても強調しすぎることはないことは自明である。

誤解を恐れず敢えて自論を記せば、水素を豊富に含む水の飲用がもたらす排泄便の性状の変化（改善）は、現代医学医療の抱える諸問題を急転直下解決に向かわせるだけの十分な論理的根拠と可能性を秘めているといえるのである。この意味においても、今回のような品性および知性なき愚論は私としては断じて座視できないところである。

ともあれ、試してもいなければ、実験もしていない商品を揶揄中傷するとは、実験を基礎とする科学そのものを論ずる資格すら備えていない人間だと断ずるほかないのである。

私に言わせれば、「リンゴの落下」の確認すら碌にせぬ人間のわめきたてる品性と知性を欠いた愚論自体がまさに「擬似科学」と呼ぶに相応しいということになるのである。

最後に私の覚悟の程を明言しておきたい。

それは、私は相手がたとえ厚生労働省の大臣であれ、国立がんセンターの総長であれ、あるいはその他いかなる責任ある地位にある医療従事者であれ、あるいは今回のような一見反論らしきものを寄せた者に対しても、いつでも正々堂々公開討論会の場において持論を開陳する用意のあることを申し添えておきたい。

したがって、その用意と覚悟の無い人間は今回のような発言は厳に慎むべきであると考える次第である。なお、私としては今後共私の持論を凌ぐ具体的な提言の登場することを心より期待している。特に今回強調しておきたいことは、私の提言する健康法は一ヶ月の経費がわずか千円たらずという超良心的なものであるという事実である。いずれにしても、非難中傷は得意だが私の提言に替わり得る自分自身の提言が何らないというのでは、非建設的であり時間の空費に過ぎないというほかないのである。

私の持論は「水素の豊富な水を飲んでいる限り、病気になるようなことはない」というものです。このような提言を成した人間は世界を見回してみても筆者以外に一人もいないに違いありません。それに何よりも強調したいことは、何時でも、何処でも、誰でも、簡単にその真偽のほどを自分の身体で確認することができるのです。

なお、私の提言の論拠は本書の裏表紙に記載されております。つまり

1．病の原因は、酸素（活性酸素）である。

2．したがって、酸素の過剰な作用を制御することができれば万病の発生を抑制できるはずである。

3．ところで酸素の働きに対抗する理論的に最も正しい対策は水素であるということができる。

4．したがって私たちにとっての最優先事は「水素を豊富に含む水」を用意し飲用並びに外用に使うことである。

あとがき

アンデルセン童話の中に「みにくいアヒルの子」という有名なお話があります。

本当は美しい白鳥の子として生まれたのですが、アヒルの群れの中で育てられたばかりに他のアヒルの仲間達とはあまりにも違った姿、形をしていたために、アヒルの仲間達から「みにくい」と思われ苛められながら育つのですが、やがて本来の白鳥として成長した時には見るからに美しい白鳥となったという話です。

なぜ私がこのようなアンデルセン童話を引用したかと申しますと、本書の主題である「水素豊富水」の実態をご理解いただくのに格好の話ではないかと思われるからであります。

すでにお分かりのように本書の結論は、万病の原因とされる酸素（活性酸素）を抑制し消去する最良の対策は「水素豊富水」であるというものですが、実を申しますとこの「水素豊富水」は半世紀以上も前の日本に誕生していたのです。

一九五五年（昭和三〇年）に一つの水の機器が誕生しました。

この装置は素焼きの陶器の中に電極として炭素棒を使うという極めて簡単な装置でしたが、電気分解の原理を応用して飲み水を改良するという機器でした。

その後、大手電機メーカーによって改良が重ねられた結果、電解水生成装置として製造・提供されるようになりました。

私がこの初期の電解水生成装置を購入したのは八五年二月のことでしたが、私は殆ど直感的に「この装置の作り出す水はやがて人類を救うことになるに違いない」という確信を得ることができたくらいです。というのは排泄便が激変してしまうからです。

さて、電気分解の原理は今では中学二年の理科の履修科目ですが、水を電気分解すると陰極から水素ガス、陽極から酸素ガスが発生するという実験です。

したがって少なくとも中学二年の理科の知識を備えている人は、電解水生成装置によって片方には「水素を豊富に含む水」他方には「酸素を豊富に含む水」ができることを容易に理解できるはずです。

したがって「活性酸素は万病のもと」ということを知っている人にとっては、電解水生成装置によって陰極側に作られる「水素を豊富に含む水」の持つ潜在的重要性について容易に理解できることと考えます。

ところが誠に滑稽なことに、また不幸なことに、この水は三〇年の長い間にわたってみにくいアヒルの子として苛められてきたのです。

その最大の理由として考えられるのは、最初につけられたその呼び名にありました。

その呼び名とはアルカリイオン水、及び酸性イオン水という呼び名でした。電気分解の原理とは酸化還元反応であって、酸アルカリ反応ではありません。

したがって正しくは電解還元水並びに電解酸化水という名称で呼ばれるべきだったのですが、先程も述べましたようにアルカリイオン水及び酸性イオン水という名称で呼ばれてきたのです。

私自身はアルカリ性でもなければ酸性でもないことを実験によって証明しておりますが（拙著『抗酸化水が健康長寿を実現するー活性酸素を消す水の効用』　実業之日本社刊をご参照下さい）、私自身は電解還元水に大きな興味を持ち、電解還元水は極めて豊富な水素を含む水であることを九五年十二月十四日に世界で初めて証明しております。

ところが二十一世紀の始まった二〇〇一年には時代は大きく変わることになりました。

一言で申しますと節水・節電・省エネルギー・省資源の時代へと歴史は大きく変わり始めたのです。

ご承知の通り、電解水生成器の大きな欠陥として、あまり利用価値のない電解酸化水も同時に生成されてしまうことです。

電解水生成器メーカーのパンフレットには酸化水（酸性水）はアストリンゼントとしてお肌の手入れに用いられると書かれていますが、まるでピント外れだといわねばなりません。繰り返しになりますが、お肌の大敵は活性酸素であります。したがってその有効な対策は、唯一つ。つまり飲用にも用いられる水素を豊富に含む水であって酸性の水ではありません。

そこで私は二十一世紀の始まると同時に節水の精神に反する電解水生成器の時代は終焉を迎えると考えるに至ったのであります。

そこで非電解式水素豊富水生成装置として「水素発生ミネラル・スティック」を世界で初めて新しく開発、提供することになったのであります。

本年に入り業務用及び家庭用の非電解式水素豊富水生成装置が新しく開発されることになったため今後はこの装置を広く世界に向けて普及を図るべく努力したいと考えています。

稿を終えるに当たり、過去四半世紀にわたる「水素豊富水」から学んだ哲学を記すことにしましょう。

水素とは「みなもと」と読むべきではないか。すなわち、水素は原子番号一番の元素、全ての元素の源《みなもと》の元素であり、万物を育む太陽エネルギーを放つ太陽は実は水素の巨大な塊なのです。同時に、私たち生物を病気から防ぎ護ってくれるのが水素元素、原子水素なのです。

私の結論は次のようになります。

宇宙の創造主、また生きとし生けるものの創造主が最初の元素として水素を造り給うたのは、自ら造り給うた全ての生き物を病魔から救うためではなかったのか……。

病無き　世を造るべし　水素（みなもと）の　豊かなる水　今ここにあり　（秀光）

Since 1995 I have been presenting a hypothesis ," Water Regulating Theory" explained below.

(1) O_2 + e^- → O_2^-
(2) O_2^- + H・ + H^+ → H_2O_2
(3) H_2O + e^- → HO・ + HO^-
(4) HO・ + H・ → H_2O
(5) HO^- + H^+ → H_2O

Above formulae are summarized as the following.
(6) O_2 + $4e^-$ + $4H^+$ → $2H_2O$
(7) O_2 + 4H → $2H_2O$
(8) O_2 + $2H_2$ → $2H_2O$

In short,the phenomenon of life could be defined to be a process of production of H_2O by adding H_2 to O_2 taken by ourselves.

4.A SINGLE KEY MECHANISM
Lewis Thomas described,' For every disease there is a single key mechanism that dominates all others. If one can find it and then think one's way around it, one can control the disorder・・・'.
Now I am confident that I have found a single key mechanism for every disease to control the disorder.

..

July 15, 2011

oxidation and gets it back by reduction.

(1) Oxidation of Cu

$$2Cu + O_2 \rightarrow 2CuO$$

(2) Reduction of oxidized or diseased Cu (CuO)

$$CuO + H_2 \rightarrow Cu + H_2O$$

So that, it can be said that we can maintain our health and get recovered from disease by supplying H to cell units.

2.PREPARATION OF H2

In high school chemistry, we learned that magnesium metal reacts with water resulting in the production of hydrogen gas.

$$Mg + 2H_2O \rightarrow Mg(OH)_2 + H_2 \uparrow$$

Generation of water abundant in hydrogen or hydrogen rich water, is thus so easy.

3.LIFE FORMS HAVE BEEN BORN IN WATER

It is only natural to conclude that life forms could have been born in water because every necessary condition for birth and existence for them should have been present in water.

Active oxygen species such as O_2^- (superoxide anion radical),H_2O_2 (hydrogen peroxide),or HO・(hydroxyl radical) are considered to inactivate enzymes in the cells and damage DNA or destroy lipid membranes which might cause every possible disease ,aging as well as cancer as far as the recent medical science is concerned.

In other words, if we can find a way to prevent oxidative damage by active oxygen species, we can succeed in finding a way to maintain our health and longevity.

Hydrogen Rich Water Saves Mankind

HAYASHI,Hidemitsu,M.D.
Water Institute
E-mail:info @ water-institute.org

It should be recognized that the most fundamental question in medicine is why disease occurs rather than how it operates after it has occurred, conceptually the origins of disease should take precedence over the nature of disease process.

Lewis Thomas

The answer for the most fundamental question in medicine should lie in water which we drink every day and occupies two thirds of our body weight.It is fatal to have overlooked in the past the fact that water on which we depend is nothing but hydrogen deleted water.

The oversight is fatal because we are living under oxidation dominant environment which compels us hydrogen rich water in order to survive.

H.Hayashi

1.THE MOST UNIVERSAL PRINCIPLE

Everyone of us should have learned in high school chemistry that redox reaction or oxidation-reduction is the most universal,fundamental as well as most important reaction among all phenomena observed on the earth.

In other words,the problem of life and death as well as health and disease could be elucidated by redox reaction.

Now let us try it by drawing the following analogy. (Cu;Copper,Cell unit) Copper (Cu) loses its glittering by

林　秀光　著作一覧

	書　　名	初版日	出版社
1	『水で死ぬ !!』	1990 年 7 月 17 日	メタモル出版
2	『小さな水があなたを救う』	1991 年 4 月 6 日	ＫＫロングセラーズ
3	『あなたは病気になるはずがない』	1992 年 4 月 10 日	ＫＫロングセラーズ
4	『人はなぜ病気になるのか　そしてなぜ水で治るのか』	1992 年 12 月 25 日	ＫＫロングセラーズ
5	『水を無視してあなたの病気は治らない』	1993 年 7 月 10 日	ＫＫロングセラーズ
6	『水があなたの病を癒す』	1994 年 8 月 10 日	ＫＫロングセラーズ
7	『抗酸化水が健康長寿を実現する』	1995 年 11 月 13 日	実業之日本社
8	『患者よ、ガンで死ぬには及ばない』	1996 年 12 月 1 日	ＫＫロングセラーズ
9	『現代医学七つの大罪』	1997 年 7 月 10 日	ＫＫロングセラーズ
10	『水で病気が治る理由《わけ》』	1998 年 7 月 30 日	ＫＫロングセラーズ
11	『糖尿病は活性水素水で治せる』	1999 年 2 月 1 日	ＫＫロングセラーズ
12	『病気を防ぐのも治すのも簡単である』vol.1	1999 年 4 月 1 日	新しい水の会
13	『アトピーは還元水で治せる』	1999 年 9 月 30 日	ＫＫロングセラーズ
14	『ガンは水素豊富水で治せる』	2000 年 7 月 1 日	ＫＫロングセラーズ
15	『病気を防ぐのも治すのも簡単である』vol.2	2000 年 8 月 1 日	新しい水の会
16	『病気を作る水　病気を治す水』	2001 年 3 月 1 日	ＫＫロングセラーズ
17	『水素豊富永の秘密』	2001 年 10 月 1 日	新しい水の会
18	『ドクター林の水素豊富水ガイドブック』	2003 年 5 月 2 日	新しい水の会
19	『「奇跡の水」は白分でつくろう』	2003 年 12 月 18 日	光雲社
20	『古い水を新しい水に変えよう』	2006 年 10 月 1 日	新しい水の会
21	『水素水の世界』	2007 年 10 月 25 日	現代書林
22	『Dr. 林のこれが正真正銘の水素豊富水だ !!』	2008 年 12 月 15 日	知道出版

水素豊富水（水素水）
－日本に生まれた「新しい水」－

流量：1.2 L／分

		水温（℃）	pH（ペーハー）	酸化還元電位（mV）	溶存酸素量（ppm）	溶存水素量（ppb）
水道水		13.1	7.5	＋652	10.0	2.3～2.6
還元水	電解度1	12.7	9.8	－94	9.4	400～450
	電解度2	13.2	10.3	－247	8.6	690～720
	電解度3	13.2	10.4	－494	8.2	880～900
	電解度4	13.7	10.7	－729	7.2	1030～1060

M樹脂平塚工場にて 95/12/14 測定　　（東亜電波工業　HDHI-1 使用）

（1）過去人類は地上に存在する通常の水つまり溶存水素の抜け去った水しか知ることはなかった。ところが95年12月14日、通常の水の電気分解によって多量の水素ガスを含む水の生成が確認され林秀光によって「水素豊富水」と命名されたのである。

（2）その後水素豊富水には、細胞学的、物理化学的、薬理学的に 極めて興味深い特徴 のあることが明らかとなってきたので ある。

（3）またその後、電解式ではなく新しく非電解式水素豊富水生成法としての「水素発生ミネラル・スティック」が著者（林秀光）の手により開発されたのである。

（4）著者の推測では、過去多くの難病が提起されているがその 最大の壁となっているのが、従来の「水素の抜け去った水」に起因するのではないか。換言すれば「水素豊富水」の 導入によって多くの難病の克服への道が開かれるのではないかと期待されるのである。

（5）改めて論ずるまでもなく、地球上に存在する動物・植物・鉱物はすべからく大気によって包囲されておりその２割は酸素によって占められていることから、地球上の全存在は酸化優位状態に置かれているという事実を看過すべきでないと考える。

日本発・世界初「水素豊富水」が世界を救う

平成二十三年八月十五日　第一刷発行
平成二十四年四月二十九日　第二刷発行

著　者　林　秀光

発行者　斎藤　信二
発行所　株式会社　高木書房
〒一一四－〇〇一二
東京都北区田端新町一－二一－一－四〇二
電　話　〇三－五八五五－一二八〇
ＦＡＸ　〇三－五八五五－一二八一

印刷・製本　株式会社ワコープラネット

ISBN978-4-88471-090-3